'삼 수 술 하 지 않 기 위 한'

지방흡입
재수술의 모든 것

'삼수술하지 않기 위한'

부산365mc병원 대표병원장
박윤찬 지음

지방흡입
재수술의 모든 것

받아봐서 더 잘 안다.
직접 받아본 의사가 말하는 지방흡입 재수술

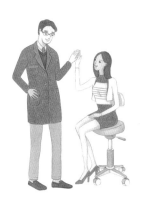

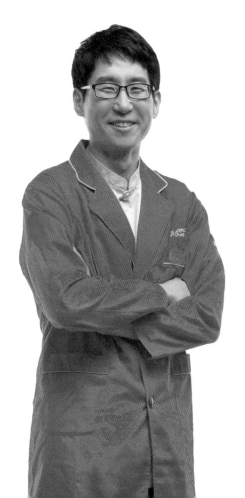

지방흡입 재수술,
처음보다 더 신중해야 한다

2000년대 초반 우리나라에서 처음으로 지방흡입을 시작한 이후 지금까지 참으로 많은 변화가 있었다. 낯설기만 했던 지방흡입이 쌍꺼풀 수술만큼이나 많이 알려지고 대중화된 것을 보니 감회가 새롭다. 매년 지방흡입을 받는 사람의 수가 폭발적으로 증가하는 것만 봐도 얼마만큼 대중화되었는지를 쉽게 짐작할 수 있다.

하지만 모든 것에는 양면성이 있는 법이다. 지방흡입을 하는 사람들이 폭발적으로 늘어나면서 수술 결과에 만족하지 못하는 사람들 또한 증가하고 있다. 인식 또한 예전보다 개선됐지만 지금도 여전히 대부분의 사람은 고민에 고민을 거듭하고 지방흡입을 선택한다. 그렇게 어렵게 결심하고 수술을 받았는데, 원하는 결과를 얻지 못했다면 그것만큼 속상한 일도 없을 것이다.

수술 결과가 만족스럽지 않은 이유는 다양하다. 수술 후 체중이 증가해 사이즈가 늘고, 라인이 변한 경우도 있지만 자신의 의지와는 상관없이 수술 결과가 좋지 않은 경우가 있다는 것이 문제다.

지방흡입은 결코 간단한 수술이 아니다. 이에 대한 이해가 부족한 사람들은 무조건 지방을 많이 빼면 되는 수술이라 오해하는데, 그렇지 않다. 지방흡입의 목적은 단순히 지방을 없애는 것이 아니라 아름답고 건강한 몸매를 만드는 데 있다. 그렇기 때문에 전체적인 라인을 고려해 적절하게 지방을 흡입해야 한다. 무턱대고 많이 빼다 보면 라인이 망가지고, 부작용이 생길 위험도 커진다. 너무 적게 뺐을 때는 부작용이 생길 위험은 크지 않지만 라인이 충분히 살지 않아 만족도가 크게 떨어진다.

너무 과하지도, 적지도 않은 적정량의 지방을 흡입하면서 라인을 예쁘게 살리려면 숙련된 기술이 필요하다. 다년간 충분한 경험을 쌓은 숙련된 전문의로부터 지방흡입을 받으면 걱정할 일이 없으며 수술 후의 변화를 즐길 준비만 하면 된다.

하지만 지방흡입 시장이 급속도로 성장하면서 수많은 클리닉과 병원 가운데, 오랜 임상경험을 쌓은 숙련된 전문의를 찾기는 쉽지 않다. 이를 원하는 사람들은 폭발적으로 증가하는데, 숙련된 전문의는 부족하니 수술 결과가 만족스럽지 않아 고민하는 분들이 많아지는 추세다.

단순히 기대했던 것보다 날씬하지 않고 몸매가 예쁘지 않아 고민하는 것이 아니다. 지방흡입 수술을 잘 못 하면 피부가 울퉁불퉁 변하거나 어느 한 부위가 움푹 꺼지기도 한다. 피부가 착색돼 볼 때마다 속이 상하고, 너무 과도하게 지방을 흡입해 피부 표면이 쭈글쭈글해져 대인기피증까지 생긴 분도 있었다. 이런 분들은 오랫동안 몸고생, 마음고생을 하다 결국 재수술을 하게 되는 경우가 많다.

재수술을 하면 처음 지방흡입을 잘못해 생긴 문제를 대부분 바로잡을 수 있다. 하지만 모든 수술이 그렇듯 지방흡입도 재수술이 훨씬 어렵고 성공률도 처음보다 떨어진다. 그래서 더더욱 이를 전문적으로 하는 병원과 숙련된 전문의의 도움을 받아야 한다. 재수술을 많이 해 본 전문병원과 전문의만이 정확하게 고객의 상태를 진단하고, 가장 적절한 방법으로 문제를 해결해 최상의 결과를 끌어낼 수 있기 때문이다.

지방흡입 결과가 좋지 않아 재수술을 받기 위해 365mc를 찾은 고객들의 표정은 하나같이 밝지 않다. 표정만 봐도 그동안 얼마나 고통을 겪었을지 짐작이 갈 정도다. 처음부터 제대로 잘했다면 겪지 않아도 됐을 일이라고 생각하면 안타까울 따름이다.

두 번 다시 불필요한 고통을 겪지 않기 위해서라도 재수술을 할 때는 더욱

더 신중해야 한다. 병원이 전문성을 갖췄는지, 충분한 경험과 노하우가 있는지, 안전하게 수술을 받을 수 있을 정도로 전문적인 마취 시스템을 갖추었는지, 수술 후 철저하게 관리를 해주는지 등을 꼼꼼하게 따져보고 결정해야 한다. 모든 조건을 만족하는 병원에서 재수술을 받으면 그동안의 마음고생을 훌훌 털고 활짝 웃을 수 있을 것이다.

저자 박윤찬

재수술에 대한 인식 바로잡고
용기와 희망주는 책

안녕하십니까? 대한지방흡입학회 회장 이선호입니다. 먼저 부산365mc병원 박윤찬 대표병원장의 지방흡입 재수술 도서 발간에 맞춰 추천의 글을 쓰게 된 것을 무궁한 영광으로 생각합니다.

우리나라에 지방흡입이 처음 도입되고 대중화된 때는 분명하진 않지만, 대략 1990년대 후반에서 2000년대 초반으로 예상됩니다. 이 시기에 지방흡입 수술을 집도했던 여러 선배 의사들은 외국에서 선진기술을 직접 배우고, 이를 우리나라 실정에 맞게 정착시키기 위해 많은 시행착오를 겪었습니다.

이런 희생이 있었기에 현재 대한민국의 지방흡입은 세계에서 널리 인정받는 영광스러운 위상을 가지게 됐습니다. 이 자리를 빌려 지방흡입 분야의 첫 문을 열어주신 여러 선배분께 무한한 감사의 말씀을 드립니다.

본격적으로 지방흡입이 시행된 지난 20년간 생소했던 지방흡입 수술은 여

타 의료 분야처럼 대중화됐으며, 안전성에서도 비약적인 발전을 이뤘습니다. 지방흡입과 관련된 책도 의사를 대상으로 하는 전문 도서부터 일반인에게 지방흡입을 소개하는 도서까지 다양하게 출간됐습니다. 하지만 아쉽게도 '지방흡입 재수술'에 대한 도서는 어디에서도 찾아볼 수 없었습니다. 저 또한 지방흡입 전담의로서 언젠가는 지방흡입 재수술 관련 도서를 편찬하고자 하는 생각과 계획은 가지고 있었으나, 이런저런 핑계로 계속 미뤄왔던 게 사실입니다. 무척 아쉽게 생각하고 있던 와중에 때마침 박윤찬 병원장께서 알찬 내용을 담은 지방흡입 재수술 도서를 우리나라 최초로 출간했습니다. 매우 기쁘고 또 감사합니다.

박윤찬 병원장은 참 부지런합니다. 박윤찬 병원장은 지방흡입 수술을 현재까지 8,000건 이상 집도했습니다. 이 같은 바쁜 일정 속에서 어떻게 이런 방대한 자료를 모으고 학술 자료 및 논문 문헌들을 일일이 다 준비하셨는지, 지방흡입 분야에 같이 몸담은 동료로서 참으로 존경스럽고 대단하다는 말씀을 드리고 싶습니다.

이런 책을 냈다는 것 자체로도 지방흡입 분야에서는 놀랄만한 큰 업적인데, 책에 실린 내용이나 관련 사진들을 보고 나서는 또 한 번 놀랐습니다. 독보적인 재수술 실력을 보유하고 있는 박윤찬 병원장이기에 이렇게 많은 재수술 케이스를 성공적으로 수행했을 것으로 생각합니다.

특히 다른 의사들이 부담스러워서 좀처럼 하지 않으려는 정말 어려운 케이스의 재수술까지도 많이 수록된 것을 보면서 역시 박윤찬 병원장의 실력과 부지런함, 항상 공부하고 노력하는 남다른 자세가 떠올랐습니다. 박윤찬 병원장이 저에겐 후배 의사이지만, 더욱 존경하는 마음이 생겼습니다.

현재 지방흡입 분야에서는 재수술이 급격히 증가하고 있습니다. 첫 수술이 잘못된 경우는 물론이고, 당시에는 수술 결과가 만족스러웠지만 장기적으로 관리를 잘하지 못한 경우까지 재수술을 받는 경우는 다양합니다. 하지만 앞서 언급했듯이 재수술에 대해 제대로 설명해주는 도서가 없었기에 재수술에 대한 인식이 잘못 형성돼 있었습니다. 지방흡입 재수술이 필요한 많은 분도 재수술은 어렵고, 잘못 받으면 오히려 지금보다 상태가 더 나빠질 수도 있을 것이라고 오해하시곤 했습니다. 많은 분이 지방흡입 재수술에 대한 잘못된 지식과 편견으로 재수술을 통해 현재 겪고 있는 큰 고통과 콤플렉스에서 벗어나지 못한다는 것이 안타까웠습니다.

이제 박윤찬 병원장이 펴낸 이 책이 지방흡입 재수술을 생각하고는 있었지만 쉽게 접근하지 못했던 많은 분에게 큰 도움을 줄 것으로 기대됩니다. 현재 상태가 아무리 안 좋고 희망이 보이지 않는다고 생각되어도, 재수술을 통해서 큰 도움을 받을 수 있으니 용기와 희망을 지니길 바랍니다.

마지막으로 이런 좋은 책을 만든 박윤찬 병원장의 놀라운 수술 실력과 근면·성실함, 특히 재수술 환자를 자신의 가족처럼 생각하는 따뜻한 마음가짐에 무한한 존경과 감사의 마음을 전하면서 추천의 글을 마칩니다. 감사합니다.

대한지방흡입학회 회장 이선호

차 례

제1장 **지방흡입 후 더 우울해졌어요**

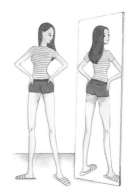

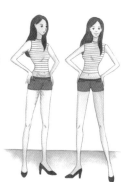

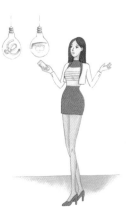

제5장 **지방흡입 재수술로 다시 자신감을 얻었어요**

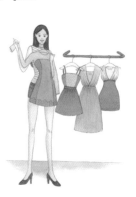

제6장 **지방흡입 재수술 명의가 말한다**

01 : 공감은 더하고 지방은 빼주는 감성 닥터, 박윤찬 병원장 … 218
 • 365mc 최초로 직접 지방흡입을 받은 의사
 • 아는 만큼 공감한다

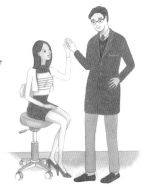

어렵게 결정했던 첫 수술, 하지만 다시 생각하는 재수술!

- 지방흡입을 했는데도 그대로예요
- 사이즈는 줄었지만 보기가 흉해요
- 요요로 몸매가 지방흡입 전보다 더 망가졌어요
- 우울해하는 사람이 느는 데는 이유가 있다

제1장

지방흡입 후
더 우울해졌어요

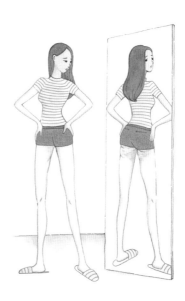

01 ▼ 지방흡입을 했는데도 그대로예요

지방흡입이 예전보다 많이 대중화되기는 했지만 그래도 여전히 다이어트란 다이어트는 다 해봤는데도 살이 빠지지 않을 때 지방흡입을 결심하는 분들이 많다. 일종의 최후의 보루인 셈이다.

마지막 카드처럼 아껴두었던 지방흡입을 할 때는 당연히 큰 기대를 한다. 드디어 지긋지긋하게 붙어 있던 지방과 안녕하고 군살 없이 날씬한 몸매를 가질 수 있게 되리란 기대에 설렌다.

실제로 많은 분이 지방흡입 수술을 받고 그토록 원하던 S라인의 주인공이 된다. 하지만 수술을 했는데도 큰 변화가 없어 고민하는 분들 또한 적지 않다. 다른 사람들은 지방흡입 후 라인이 개선되고 사이즈가 눈에 띄게 줄었다며 기뻐하는데, 수술 전이나 후나 별반 차이가 없다며 속상해하는 분들이 많다.

case 1

1년이 지나도 허벅지가 똑같아요

김승혜(가명, 27세) 씨는 2015년 11월 허벅지 지방흡입을 했다. 태어나서 지금까지 한 번도 날씬했던 적이 없었다. 그렇다고 아주 비만한 것도 아니었다. 살짝 통통한 느낌이 드는 정도였다. 그런데 유독 허벅지가 두꺼웠다. 웬만큼 통이 넓은 바지가 아니면 꽉 끼어 터질 것 같았다. 남들처럼 폼 나게 스키니진도 입지 못하고, 여름에는 짧은 반바지나 치마를 입지 못하는 처지가 못내 서러웠다.

어떻게든 허벅지 살을 빼겠다고 지옥의 다이어트도 해보고, 허벅지를 날씬하게 만들어준다는 운동도 열심히 해봤다. 하지만 하루 한 끼만 먹는 극단적인 다이어트에도 얼굴과 뱃살만 빠질 뿐 허벅지는 그대로였다. 운동은 허벅지를 날씬하게 만들어주기는커녕 오히려 근육을 늘려 더 두꺼워지는 느낌까지 주었다.

고민 끝에 김승혜 씨는 더 이상 물러날 곳이 없다는 심정으로 지방흡입을 결심했다. 병원에서도 허벅지에 근육이 많지만 지방량도 많아 수술하면 사이즈가 많이 줄 것 같다며 자신했다.

지방흡입으로 빼낸 지방량은 1,500cc. 수술 전 상담할 때 최대 3,000cc 정도 뺄 수 있다고 했는데, 그보다는 적은 양이었다. 병원에서는 허벅지에 근육이 많아 예상보다는 적게 나왔지만 사이즈는 확실히 줄 것이라며 안심을 시켰다. 그때까지만 해도 김승혜 씨는 꿈에 부풀었다.

"드디어 스키니, 짧은 반바지, 미니스커트를 마음껏 입을 수 있다고 생각하니 너무 좋았어요. 그런데 몇 달이 지나도 허벅지 사이즈가 생각처럼 줄지 않으니 불안해지더군요."

답답한 마음에 병원을 찾아 상담하니 좀 더 기다려보라고 했다. 운동을 병행하면 효과가 더 빨리 나타날 수 있을 것이라 해 운동도 열심히 했다. 매일 강도 높은 스피닝을 2시간씩 했는데도 어떻게 된 일인지 변화가 없었다.

"정말 속상해요. 솔직히 지방흡입 수술비가 적은 돈은 아니잖아요. 큰돈 들여 수술했는데 하나 마나 하니 억울하기도 하고 허탈하기도 해요. 재수술 하려면 돈이 두 배로 든다는데 너무 부담스러워요. 어떻게 하면 좋죠?"

개인차가 있기는 하지만 일반적으로 허벅지 지방흡입을 하면 약 5~10cm 정도를 줄일 수 있다. 5cm만 줄어도 사이즈 변화가 눈에 보인다. 그런데 수술을 하기 전과 비교해 거의 변화가 없는 것처럼 보인다면 당연히 속이 상할 수밖에 없다.

지방흡입 후에도 변함없는 허벅지

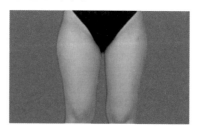

지방흡입 후에도 허벅지의 라인이 슬림하지 않다.

약간의 라인 변화가 전부예요

초창기에는 주로 비만한 분들이 관심을 보였지만 요즘에는 정상 체중을 유지하는 분들도 지방흡입을 많이 한다. 좀 더 날씬하고 예쁜 몸매를 만들기 위해서이다.

정상 체중일 경우 비만일 때보다 없앨 수 있는 지방량이 적은 편이다. 그렇다고 효과가 잘 보이지 않으면 곤란하다. 비만이든 아니든 지방흡입을 하는 분들은 모두 확실한 효과를 기대하기 때문이다.

강수옥(가명, 29세) 씨와 최희연(가명, 23세) 씨는 모두 더 날씬해지고 싶어 지방흡입을 받은 분들이다. 최희연 씨의 경우 전체적으로 날씬했고, 허벅지만 살짝 두꺼운 편이었다. 병원에서는 지방흡입을 하면 뼈벅지가 될 것이라 장담했다. 애초에 뼈벅지는 바라지도 않았다. 수술 전보다 조금만 가늘어졌으면 좋겠다는 생각으로 지방흡입을 했는데, 사이즈 변화는 전혀 없고, 라인만 살짝 다듬어진 느낌이었다.

"승무원을 준비 중이라 어려운 형편에 엄마에게 부탁해 겨우 했는데, 너무 실망스러워요. 수술하기 전보다 지금이 더 우울해요."

강수옥 씨도 비슷한 경우다. 허벅지에 지방이 많지 않아 지방흡입으로 약 800cc의 지방을 제거했다. 800cc면 허벅지 지방흡입치고는 많지 않은 양이다.

"뼈벅지는 기대도 하지 않았어요. 하지만 사이즈가 하나도 안 줄고, 라인만 살짝 다듬어진 정도라니 너무한 것 아니에요?"

강수옥 씨도 실망감을 감추지 못했다. 최근에는 정상 체중뿐만 아니라 객

관적으로 날씬한 분들도 지방흡입을 많이 받다 보니 수술 후 효과가 만족스럽지 않아 불만을 토로하는 분들이 점점 느는 추세다.

수술 후 효과가 미비해 우울해하는 분들의 유형은 크게 두 가지다. 하나는 수술 전 기대치가 높아 효과에 대한 실망감이 큰 경우고, 다른 하나는 두꺼운 지방층에 비해 충분한 지방을 흡입하지 않았을 경우다. 후자인 경우는 그나마 고민을 해결하기가 쉽다. 덜 빼낸 만큼 추가로 지방을 빼내면 사이즈도 줄이고, 라인도 예쁘게 다듬을 수 있기 때문이다.

하지만 수술 전 기대치가 조절이 안 된 경우는 간단하지가 않다. 보통 팔 사이즈가 25~27cm 이하, 허벅지 50~55cm 이하, 복부 75~80cm 이하로 비교적 날씬한 분들이 이런 경우에 많이 해당한다. 물론 사이즈가 상대적으로 작더라도 고민 부위의 지방량이 많고, 근육량이 적은 경우에는 큰 효과를 볼 수 있다.

반면 사이즈가 어느 정도 있더라도 골격이 크고, 근육량이 많거나 지방량이 적으면 효과가 제한적이기도 하다. 이런 경우 병원 측에서는 수술 후 예상 결과를 솔직하게 말씀드리고, 수긍하는 분들에 한해 수술하는 것이 바람직하다. 그런데 많은 지방흡입 클리닉에서 이런 설명 과정을 거치지 않고 무조건 드라마틱한 결과만을 강조해서 수술을 진행한다. 강수옥 씨와 최희연 씨도 그런 경우다. 두 분 모두 근육량이 많고 지방량이 적어 기대할 수 있는 효과가 크지 않았는데, 병원 측에서 너무 드라마틱한 변화가 가능한 것처럼 이야기했다. 그래서 예상 기대치와 실제 결과의 차이가 커 그만큼 실망했던 것이다.

"재수술을 하면 제가 원하는 효과를 얻을 수 있을까요?"

첫 수술에 실망한 나머지 재수술을 해서라도 원하는 결과를 얻고 싶어 하는 눈빛이 정말 간절하다. 그럼에도 섣불리 드라마틱한 효과를 말할 수 없다. 사이즈가 작고 지방량이 적으면 재수술을 해도 처음보다 지방량이 많이 나오는 경우가 드물다. 이는 곧 재수술을 해도 효과가 제한적일 가능성도 있다는 것을 의미한다.

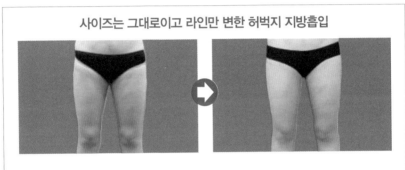

사이즈는 그대로이고 라인만 변한 허벅지 지방흡입

허벅지 지방흡입 전(왼쪽)과 후(오른쪽). 미세한 라인 변화가 있을 뿐이다.

case 3 내장지방이 많으면 효과가 없나요?

송미주(가명, 35세) 씨는 3년 전에 지방흡입을 했다. 20대까지만 해도 날씬하다는 소리를 들으며 살았다. 그런데 결혼하고 31세에 첫아이를 낳은 후부터 유독 배에 살이 붙기 시작해 늘 임신 5개월쯤으로 보이는 몸매가 되었다.

아이 엄마가 되었지만 벌써 아줌마 소리는 듣기 싫었다. 뱃살을 빼고, 무너져 내린 허리 라인도 살리고 싶어 지방흡입을 하기로 결심했다. 크게 마음 먹고 병원을 찾아 상담을 했는데, 뜻밖에도 기대했던 것보다 효과가 없을 수도 있다는 말을 들었다.

"지방흡입은 피하지방층에 있는 지방을 빼는 수술이에요. 송미주 씨는 내장지방이 많아 다른 사람보다 효과가 작을 수 있어요."

효과가 작다고 했지, 아예 없다는 말은 아니어서 며칠 망설이다 지방흡입을 했다. 우려했던 것보다는 지방이 많이 나왔다. 약 1,500cc 정도 지방을 빼내 조금은 배가 홀쭉해질 것이라 기대했는데, 어찌 된 일인지 전혀 배가 들어가지 않았다.

피하지방이 쌓인 모습

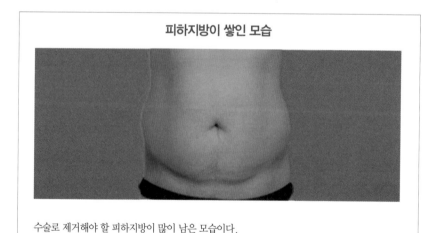

수술로 제거해야 할 피하지방이 많이 남은 모습이다.

병원에서는 처음에는 한두 달 기다려보자고 했다. 하지만 한 달, 두 달이 지나고 6개월이 지나도 별 차이가 없자 내장지방 탓을 했다. 수술을 잘못한 것이 아니라 내장지방 때문이니 운동으로 빼는 방법밖에는 없다고 했다.

"어디 가서 지방흡입했다고 말도 못 해요. 했는데도 배가 그 모양이냐고 할 것 같아서요. 이럴 줄 알았으면 처음부터 그냥 운동할 걸 그랬어요."

복부 내장지방이 많으면 피하지방이 많은 체형보다 지방흡입 효과가 크지 않은 것은 사실이다. 그렇지만 송미주 씨 말대로 아예 효과가 없다면 제대로 수술하지 못했다고 봐야 한다. 관리를 잘못해 다시 살이 쪄서 배가 뚱뚱해질 수는 있어도 수술 후 했는지, 안 했는지조차 구별이 안 될 정도로 차이가 없을 수는 없다.

복부 지방흡입을 하면 체중의 변화는 크지 않다. 적게는 0.5kg에서 많게는 2~3kg 정도 준다. 하지만 사이즈는 최대 7~8인치까지 줄일 수 있으므로 그 어떤 부위보다도 변화를 눈으로 확인할 수 있다. 그렇기 때문에 아무리 내장지방이 많은 체형이라도 복부 지방흡입 후 전혀 변화가 없다면 누구라도 자신의 선택을 후회할 수밖에 없다.

02 ▾ 사이즈는
줄었지만
보기가 흉해요

〰〰〰〰 지방흡입 후 아무런 변화가 없어 속상해하는 분들도 많지만, 변화는 있는데 좋지 않은 쪽으로 변해 우울해하는 분들이 더 많다. 예를 들어 사이즈는 확연히 줄었지만 피부가 울퉁불퉁해졌거나 피부 색깔이 변하는 것 등이다.

정상적으로 지방흡입을 했어도 회복하는 과정에서 일시적으로 피부가 뭉쳐 울퉁불퉁해지거나 피부 색깔이 짙어질 수 있다. 하지만 회복과정에서 자연스럽게 나타나는 증상은 시간이 지나면 조금씩 호전된다. 시간이 지나면서 좋아지면 그래도 희망을 품고 참을 수 있다. 그런데 시간이 지나도 전혀 나아지지 않는다면 하늘이 무너지는 것처럼 절망스러운 기분에 휩싸일 수밖에 없다.

상담을 하다 보면 사이즈는 줄었지만 보기가 흉해 고민하는 분들을 많이 만난다. 단순히 속상해하는 정도가 아니라 트라우마 수준까지 갈 정도로 마음에 상처가 된 분들도 많다. 그런 분들을 볼 때마다 처음부터 수술을 잘해야 한다는 것을 새삼 확인한다. 수술을 제대로 했다면 지방흡입 후 행복하게 웃을 수 있었던 분들이라서 생각하면 늘 마음이 아프다.

case 1 불룩 튀어나온 아랫배를 어찌해야 하나요?

이원희(가명, 37세) 씨는 2015년 2월 허벅지, 복부, 팔 지방흡입 수술을 받았다. 출산 후 아이를 키우면서 밥 먹을 시간이 없어 시간 날 때 폭식을 했더니 급격히 체중이 늘었다. 이러다간 고도비만이 될 날이 머지않았다는 위기감에 몇 번 다이어트를 시도하기도 했지만 모두 작심삼일로 끝났다.

아이 때문에 따로 운동할 시간은 없고, 도저히 식사를 줄이기도 힘드니 방법은 하나였다. 지방흡입의 도움을 받는 것. 신중한 성격이라 나름대로 지방흡입을 잘한다는 병원을 물색해 수술을 받았다.

수술 전 검사나 수술 과정은 꽤 만족스러웠다. 의사 선생님과 간호사 모두 친절했고, 수술 시스템도 비교적 안전하다고 느꼈다. 수술할 때까지만 해도 이후 얼마나 마음고생을 할지 전혀 예상하지 못했다.

하지만 수술 후 2달쯤 지나면서부터 불안해지기 시작했다. 허벅지와 팔은 사이즈도 많이 줄고 라인도 예쁜데, 아랫배가 문제였다. 아랫배가 이상한 모양으로 불룩 튀어나와 영 눈에 거슬렸던 것이다. 수술 후 관리를 받을 때도 그랬는데, 병원에서는 단지 뭉친 것이라며 시간이 지나면 다 풀린다고 걱

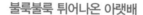

불룩불룩 튀어나온 아랫배

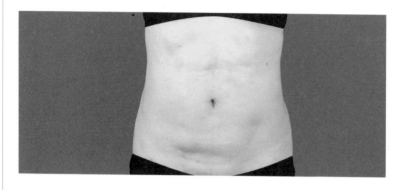

아랫배가 두 군데나 불룩해 모양이 보기 싫다.

정하지 말라고 했다. 아무리 늦어도 1년이 지나면 매끈하게 된다고 했는데, 1년이 지나고 두 달이 더 지났는데도 아랫배는 여전했다. 남편이 아랫배가 왜 이런 모양이냐고 물어볼 정도로 이상했다.

"다른 사람들 후기를 보면 변화가 드라마틱하잖아요. 그런 변화는 기대하지도 않아요. 최소한 불룩 튀어나와 울룩불룩하지는 않아야 하는 거 아닌가요?"

이원희 씨는 아랫배 때문에 우울증까지 겪고 있다고 호소했다. 지금은 무작정 기다리기보다 재수술을 알아보는 중이다. 시간이 해결해줄 문제라 생각되지 않기 때문이다.

허벅지가 울퉁불퉁 징그러워요

전도영(가명, 28세) 씨는 굵은 허벅지 때문에 2013년 5월 지방 흡입 수술을 했다. 수술 직후에는 마냥 기뻤다. 수술 전보다 허벅지 두께가 무려 10㎝나 줄었기 때문이다. 예전에는 엄두도 내지 못했던 스키니진이 들어가던 날은 원하던 대학에 합격했을 때보다 더 기뻤다.

병원에서는 압박복을 몇 달 입으면 피부가 잘 수축해 더욱 탄력 있고 예쁜 허벅지를 갖게 될 것이라고 해서 압박복도 열심히 입었다. 그런데 어찌 된 일인지 시간이 지날수록 다리가 점점 더 울퉁불퉁해지기 시작했다. 다리에 힘을 주거나 하면 더 울퉁불퉁해 보여 징그럽기까지 하다.

살짝 울퉁불퉁하면 건강해 보일 수도 있다. 하지만 근육 선을 따라 울퉁불퉁한 것도 아니니 더욱더 이상하다. 다리만 보면 남자 다리로 착각할 정도다.

"사이즈만 줄면 뭐해요. 허벅지가 좀 굵어도 매끈한 게 더 나았어요."

하소연하는 전도영 씨의 목소리에 그동안의 마음고생이 그대로 묻어나왔다. 전도영 씨뿐만 아니라 허벅지 수술 후 피부가 울퉁불퉁해져서 우울해하는 분들이 한둘이 아니다. 그런 분들을 보면 마음이 착잡하다. 수술을 잘못해 울퉁불퉁해진 허벅지를 매끈하게 만들기란 쉽지 않기 때문이다. 그래도 경험 많은 전문의라면 충분히 개선할 수 있는데, 한 번 잘못된 수술로 지방흡입에 대한 불신이 생겨 몇 년 동안 혼자 고민하며 스트레스를 받은 것을 생각하면 안타까울 뿐이다.

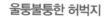
울퉁불퉁한 허벅지

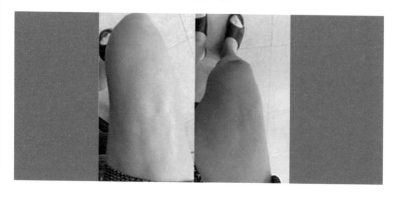

지방흡입 후 허벅지가 울퉁불퉁하다.

<table>
<tr><td>case
3</td><td></td></tr>
</table>

case 3 피부 착색에 움푹 파이기까지 해 당황스러워요

주다혜(가명, 31세) 씨는 상체는 날씬한데 하체가 다소 비둔한 하체비만이었다. 종아리는 가는 편이어서 엉덩이와 허벅지 사이즈만 좀 줄이면 더 완벽한 몸매를 가질 수 있으리라 생각하고 1년 전 지방흡입을 했다.

지방흡입은 성공적이었다. 평소 운동을 안 해 근육이 없어서인지 허벅지 사이즈가 크게 줄고, 라인도 잘 살아 매끈하고 각선미 넘치는 다리를 만들 수 있었다.

문제는 엉덩이였다. 엉덩이에서는 충분히 지방을 빼지 않았는지, 다른 부위에 비해 크게 느껴졌다. 엉덩이가 크다는 것 자체는 문제 삼지 않을 수도

납작해진 데다 움푹 파인 엉덩이

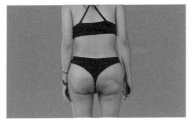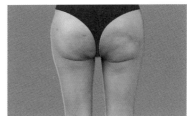

엉덩이가 납작하고 움푹 파였다.

있다. 볼륨감 있는 엉덩이는 S라인을 극대화시켜 섹시함을 더해줄 수도 있기 때문이다. 하지만 지방흡입 후 오히려 엉덩이가 납작해졌고, 오른쪽 엉덩이에는 마치 불에 덴 듯한 흔적이 남았다. 어디 그뿐인가. 가장 높아야 할 엉덩이 가운데 부분이 움푹 파여 영 보기가 싫었다.

"허벅지나 팔처럼 보이는 부분이 아니긴 하지만 바지를 입으면 너무 티가 나요. 엉덩이가 납작하니 영 볼품이 없어요."

피부 착색의 경우 시간이 지나면 희미해질 수도 있지만 움푹 파인 부위는 시간이 해결해주지 않는 경우가 많다. 그래서 처음에는 희망을 품고 기다리다 시간이 지날수록 실망감이 켜켜이 쌓여 병원을 찾는 분들이 허다하다.

03 ▼ 요요로 몸매가
지방흡입 전보다
더 망가졌어요

〰〰〰〰〰   지방흡입 후 우울해하는 경우는 크게 두 가지다. 하나는 수
술 자체를 잘못해 결과가 만족스럽지 않은 경우고, 또 하나는 수술은 잘 되었
지만 이후 관리를 잘못한 경우이다.

지방흡입은 아름다운 몸매를 만드는 시작점이다. 불필요한 지방은 몸매를
망치는 주범으로 그 지방을 제거하면 아름다운 몸매를 만들 가능성이 확실히
커진다. 하지만 그냥은 안 된다. 살이 쪄서 몸매가 망가지는 데는 잘못된 식
습관과 생활습관 탓이 크다. 지방흡입으로 지방세포 자체를 대폭 줄였어도
잘못된 식습관과 생활습관을 고치지 않으면 그 효과가 반감될 수도 있다.

대부분 처음 지방흡입을 한 후 얼마간은 열심히 식단을 조절하고 운동도
열심히 한다. 그런 노력으로 예쁜 몸매를 만들고 유지하다 보면 어느새 마음
이 해이해져 또다시 예전의 나쁜 습관을 되풀이하는 경우가 종종 있다. 예쁜

몸매는 만들기는 힘들어도 지방흡입 전의 기억하기 싫은 모습으로 돌아가는 것은 순식간이다. 오히려 예전보다 더 살이 찌고 몸매가 망가지는 경우도 발생한다.

case 1 식이관리 실패로 요요가 너무 심하게 왔어요

이미란(가명, 40세) 씨는 1년 전 큰마음 먹고 복부와 허벅지 지방흡입 수술을 했다. 나이가 들면서 점점 살이 찌다 보니 어느새 S라인은 실종되고, 항아리 같은 몸매가 되는 것을 더는 지켜볼 수 없었다. 먹는 것을 줄이고, 운동을 열심히 해 아가씨 적 몸매를 되찾으려고도 했지만 쉽지 않았다. 운동은 그럭저럭 가능한데, 먹는 것을 줄이기가 힘들었다. 한 끼만 덜 먹어도 현기증이 나고, 다이어트를 해야 한다고 생각하니 더 먹고 싶은 것이 많아졌다. 결국 답은 지방흡입밖에 없다고 생각하고 주부가 된 후 처음으로 자신에게 과감한 투자를 했다.

결과는 꽤 만족스러웠다. 허리도 잘록하게 들어가고, 차렷 자세를 하면 붙던 허벅지도 매우 가늘어져 바지를 입어도 제법 맵시가 났다. 주변 사람들도 어떻게 그렇게 날씬해졌냐며 놀라워했다. 새로 태어난 듯 황홀한 시간이 이어졌다.

하지만 행복은 그리 오래 가지 않았다. 먹고 싶은 유혹이 아름다운 몸매를 유지하겠다는 의지를 누르면서 살이 찌기 시작한 것이다. 애써 참고 있던 식욕의 둑이 무너지자 봇물 터지듯 식탐이 흘렀고, 그만 자제력을 잃고 과식하

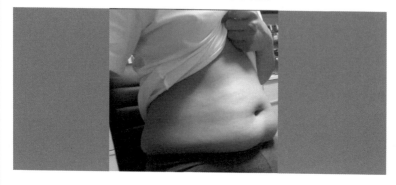

식이관리 실패로 배에 살이 너무 많이 쪘다.

는 일이 잦아졌다. 그래도 처음 한두 달은 지방흡입을 해서 그런지 배가 많이 나오지 않는 느낌이었다. 그런데 시간이 지날수록 배가 불룩해지더니 지금은 수술을 하기 전보다 더 배가 뚱뚱해졌다. 요요가 와도 너무 심하게 온 것이다.

"너무 허무해요. 어떻게 만들었던 몸인데⋯⋯."

이미란 씨는 요즘 밤잠을 설친다. 가능하면 식단조절과 운동을 병행하는 방법으로 살도 빼고 몸매도 만들고 싶은데, 자신이 없다. 그렇다고 또다시 지방흡입을 하자니 관리를 잘못해 요요현상이 올까 걱정스럽다. 도돌이표처럼 반복되는 고민에 날이 갈수록 우울해지기만 한다.

case 2
다시 살이 찌면서 라인이 실종되고 셀룰라이트까지 생겼어요

지영란(가명, 29세) 씨는 2년 전 허벅지 지방흡입을 했다. 체중은 정상이었지만 허벅지가 다른 부위에 비해 두꺼워 고민이 많았다. 다이어트를 해도 빠지지 말았으면 하는 얼굴 살만 빠지고 허벅지는 그대로여서 결국 지방흡입을 결심했다.

처음에는 효과를 실감하지 못했다. 하지만 2주쯤 지나면서 부기가 빠지자 날씬하고 매끈한 허벅지 라인이 드러났다. 작은 차이가 명품을 만든다고 했던가? 사실 수술 후 허벅지 사이즈는 크게 줄지는 않았다. 그런데도 예전의 허벅지와는 확연히 달랐다. 다소 둔해 보였던 허벅지가 날렵하면서도 탄탄한 느낌으로 바뀌었고, 라인도 똑 떨어졌다.

그런데 어느 순간부터 걸을 때 허벅지가 붙는 느낌이 들었다. 그때라도 식사조절을 했으면 좋았을 텐데, 설마 하며 별다른 주의를 하지 않았다. 그러면서 살이 조금씩 불기 시작했고, 허벅지가 지방흡입 하기 전으로 돌아간 것 같은 느낌이 들었다.

애써 만든 허벅지 라인이 무너진 것도 속상한데, 허벅지가 울퉁불퉁하기까지 했다. 지방흡입 전에는 허벅지가 두껍기는 했어도 울퉁불퉁하지는 않았는데, 체중이 증가하면서 셀룰라이트가 도드라져 보이고 허벅지의 요철이 심해진 것 같았다.

방심하지 말고 열심히 식사관리도 하고, 운동도 할 걸 하는 후회가 밀려왔

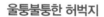

울퉁불퉁한 허벅지

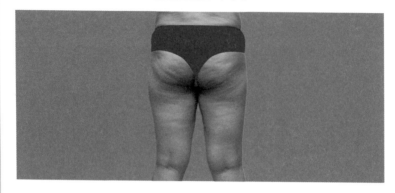

셀룰라이트로 허벅지가 울퉁불퉁하다.

지만 이미 때는 늦었다. 한 번 더 지방흡입을 할까 고민 중인데, 셀룰라이트가 많으면 효과가 떨어진다는 소리가 있어 걱정스럽다. 어떻게 해야 할지 고민스럽고, 또다시 같은 고민을 되풀이하는 자신이 처량할 따름이다.

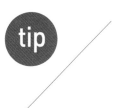

왜 체중이 늘면 요철이 심해질까?

지방흡입을 한 후 대부분의 경우 체중을 뺀 채 잘 유지하지만 안타깝게도 일부 환자들은 다시 체중이 증가하기도 한다. 체중이 증가하면 애써 만들었던 아름다운 몸매가 무너지는 것은 당연하다. 그뿐만 아니라 수술 후에는 보이지 않던 요철(울퉁불퉁함)이 생기거나 기존에 미세하게 있던 요철이 더 심해지기도 한다.

왜 체중이 늘면 요철이 심해지는 것일까? 아래 그림을 보면 쉽게 이해할 수 있다. 원래 전체 피하지방의 두께가 1cm이고 일부 특정 부위가 지방을 더 많이 빼 두께가 0.5cm라고 가정해보자. 그러면 그 차이인 0.5cm만큼 함몰이 되지만 차이가 크지 않아 육안으로는 구별하기 어렵다.

그렇지만 체중이 증가해 전체 피하지방 두께가 2cm가 되고, 함몰 부위의 피하지방이 1cm가 되면 그 차이인 1cm만큼의 함몰이 발생한다. 함몰의 깊이가 0.5cm에서 1cm가 되어 외부에서 쉽게 알아볼 수 있는 요철이 되고 마는 것이다. 더 체중이 늘어 피하지방의 두께와 함몰의 깊이가 차이가 많이 나면 날수록 울퉁불퉁함이 심해진다.

그러므로 재수술의 경우에도 최소한 수술 전 몸무게를 유지하는 것이 좋고, 좀 더 나은 수술 결과를 얻기 위해서는 정상 체중 범위 내로 체중 감량을 하고, 감량된 체중을 유지하는 것이 좋다.

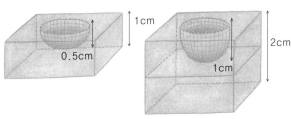

04 ▼ 우울해하는
사람이 느는 데는
이유가 있다

〜〜〜〜〜　지방흡입을 결심했다면 예쁘고 멋진 몸매를 기대하는 것은 너무나도 당연한 일이다. 좀 더 욕심을 부려 드라마틱한 변화를 꿈꾼다 해도 이를 탓할 것은 아니다. 물론 효과를 극대화하려면 지방흡입 후 스스로 노력해야 한다. 하지만 지방흡입이 적어도 50%의 역할은 해주어야 한다. 다이어트와 운동으로만 살을 빼고 라인을 만드는 것보다는 확실히 수월해야 마땅하다. 그리고 실제로 지방흡입의 도움을 받아 지옥의 다이어트를 하지 않고도 훌륭한 몸매를 만든 분들이 많다.

그런데 왜 수술을 한 후 결과가 만족스럽지 않아 우울해하는 분들이 점점 늘어나는 것일까? 그 이유는 지방흡입을 원하는 분들이 급속도로 증가하고 있는 것과 깊은 관련이 있다.

▣ 지방흡입 시장의 빠른 성장만큼 후유증이 크다

지방흡입의 역사는 그리 오래지 않다. 1964년 독일에서 처음 시작하기는 했지만 안전성이 떨어져 대중화되지는 못했다. 지방흡입이 대중화의 기틀을 마련한 것은 1980년대였다. 미국의 제프리 클라인 박사가 생리식염수에 마취제와 지혈제를 혼합한 튜메슨트라는 용액을 개발하면서 전신마취를 하지 않고도 통증과 출혈을 최소화하면서 지방흡입을 할 수 있는 길이 열렸다.

튜메슨트 용액이 개발된 후에도 바로 지방흡입이 대중화되지는 못했다. 1990년대 초까지만 해도 극소수의 의사들만 지방흡입을 했고, 2000년대에 접어들면서부터 비로소 대중화되기 시작했다.

우리나라는 좀 더 늦다. 365mc가 2000년대 초반부터 지방흡입을 시작했지만 그때만 해도 인식도 좋지 않고, 수술을 두려워하는 분들이 많았다. 하지만 지방흡입이 안전하면서도 그 어떤 비만치료보다도 효과적이고, 군살의 주범인 지방만 빼주는 것이 아니라 체형까지 예쁘게 만들어준다는 것이 알려지면서 폭발적인 관심을 끌기 시작했다.

2010년 이후 지방흡입 시장은 매년 급성장을 하고 있다. 급격히 증가하는 지방흡입 수요를 공급이 따라가지 못할 때도 있었다. 그런데도 워낙 수요가 급격히 늘다 보니 미처 충분히 준비가 안 된 상태에서 지방흡입에 뛰어드는 병원이 생기기 시작했다.

지방흡입은 단순히 지방을 무조건 많이 빼는 수술이 아니다. 부작용이 없도록 적절히 지방을 빼면서 체형을 아름답게 만들어야 하는데, 이는 이론과

교육만으로는 불가능하다. 숙련된 기술과 경험이 필요한데, 충분한 준비 없이 지방흡입을 하는 병원들이 늘면서 여러 가지 부작용이 생기고, 결과도 만족스럽지 않은 경우가 많다.

☐ 재수술 환자가 매년 급증하는 추세

지방흡입에 대한 인식이 좋아지고 만족할 만한 효과를 경험한 후, 2차적으로 다른 부위를 수술하는 분들이 많다. 예를 들어 처음 복부를 했는데, 결과가 마음에 들어 허벅지까지 지방흡입을 하게 되는 경우다. 엄밀하게 말하면 이는 재수술이라 보기 어렵다. 재수술은 한 번 지방흡입을 받았던 부위를 어떤 이유에서든 다시 수술을 받는 경우로 한정 짓는 것이 맞다.

지방흡입 결과가 마음에 들지 않거나 요요현상으로 재수술을 받는 건수는 해마다 급증하는 추세다. 우리나라 전체 재수술 건수가 얼마나 되는지에 대한 정확한 통계자료는 아직 없다. 하지만 지방흡입 전문병원인 365mc에서 조사한 통계자료에 의하면 2013년도 전에는 100건 이하였던 타 병원 재수술 건수가 2014년에 183건, 2015년 398건, 2016년 427건으로 꾸준히 증가하는 추세이다.

365mc에서 재수술을 받는 분들 거의 대부분은 다른 병원에서 첫 지방흡입 수술을 받았던 분들이다. 요즘에는 재수술 비율이 10%에 육박할 만큼 재수술 건수가 크게 늘었다.

결과가 만족스러워 다른 부위까지 수술하는 것은 아무런 문제가 되지 않는다. 하지만 첫 수술을 제대로 하지 못해 재수술을 하게 되는 상황은 발생하지 않도록 하는 것이 최선이다. 지방흡입을 하는 의사들이 경험을 쌓으면 얼마든지 재수술을 최소화할 수 있다. 처음 지방흡입을 받는 모든 분이 만족할 수 있도록 노력하는 것이 지방흡입을 하는 전문의로서의 사명이라고 생각한다.

◼ 재수술을 원하는 빅사이즈 고객 증가 중

생활환경이 편해지고, 식습관의 서구화로 일반적인 비만 고객보다 사이즈가 훨씬 큰 빅사이즈 고객들이 증가하는 추세이다. 일반적인 비만도 그렇지만 고도비만인 분들은 식이요법이나 운동요법으로 살을 빼기가 정말 쉽지 않다. 그래서 지방흡입의 도움을 받기를 원하는 분들이 많은데, 처음 수술을 한 후 결과에 만족하지 못해 재수술을 원하는 분들이 점점 늘고 있다.

일반적으로 재수술을 원하는 분들이 약 20~30%라면 빅사이즈 고객 중 재수술을 원하는 비율은 거의 70~80%에 달한다. 이처럼 빅사이즈 고객들이 처음 수술을 했을 때 만족하지 못하는 이유는 대부분 과소흡입에 있다.

아직은 평균 사이즈의 고객들이 지방흡입을 많이 하기에 아무래도 전문병원이 아니면 빅사이즈 고객에 대한 임상 경험이 적을 수밖에 없다. 일반 사이즈 고객보다 워낙 흡입해야 하는 지방량이 많고, 핀치를 해도 어느 시점에 수술을 끝내야 할지를 가늠하기 어렵기 때문에 열에 아홉은 과소흡입을 하게 될 가능성이 크다. 결국 빅사이즈 고객일수록 첫 수술에 만족하지 못할 확률이 높은 셈이다.

재수술이 필요한 경우 언제, 어디에서, 어떻게 할까?

- 이런 경우 재수술이 답이다
- 부작용과 회복과정은 다르다
- 재수술, 언제 어떻게 하는 것이 좋을까?
- 재수술을 할 수 있는 병원의 조건
- 재수술로 얼마나 웃을 수 있을까?

지방흡입의
재수술모든것

제2장

재수술을
해야 할까요?

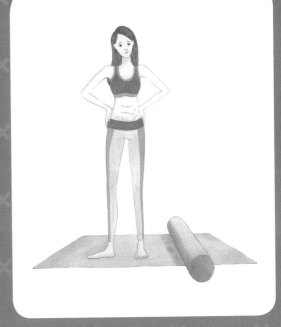

01 ▼ 이런 경우
재수술이
답이다

〰〰〰〰〰 "재수술을 하면 정말 좋아질 수 있을까요?"

요즘에는 지방흡입 수술이 쌍꺼풀 수술만큼이나 대중화된 것이 사실이다. 그런데도 여전히 많은 사람이 지방흡입을 결정하기까지 기대와 걱정으로 수많은 불면의 밤을 지새운다. 그런 과정을 겪고 수술을 받았는데, 결과가 만족스럽기는커녕 콤플렉스만 키웠다면 그것만큼 속상한 일도 없다. 실제로 결과가 좋지 않아 재수술을 상담하러 온 분들을 보면 몸보다 마음의 상처가 더 깊은 것을 확인하곤 한다. 어떻게든 망가진 몸을 예쁘게 만들고 싶어 하면서도 한 번 실패를 경험한 터라 얼굴에는 걱정과 불안이 가득하다.

걱정하는 것이 당연하다. 재수술은 쉽지 않다. 받고 싶다고 다 받을 수 있는 것도 아니고, 재수술로 100% 결과가 만족스러우리란 보장도 없다. 그렇다고 볼 때마다 상처의 골이 깊어지는데도 무조건 불신과 걱정으로 재수술을 피하는 것도 답은 아니다. 혼자서 재수술을 해야 하나, 말아야 하나 고민하지 말고 전문의를 찾아 재수술을 할 수 있는지, 재수술로 얼마만큼 좋아질 수 있는지부터 알아보는 것이 순서다.

☐ 수술 부위가 매끄럽지 않고 울퉁불퉁한 경우

지방흡입 수술은 단지 지방만 빼는 수술이 아니다. 지방을 빼는 궁극적인 목적은 아름다운 몸매를 만드는 데 있다. 일반적으로 아름다운 몸매는 S라인과 함께 매끄러운 피부 결로 완성된다. 몸매가 제아무리 S라인이라도 피부가 울퉁불퉁하면 여름에도 자신 있게 팔다리를 드러내기가 어렵다.

그런데 지방흡입을 잘못하면 수술한 부위가 매끄럽지 않고 울퉁불퉁해질 수 있다. 피부가 울퉁불퉁해지는 이유는 다양하다. 가장 큰 이유는 수술을 할 때 전체적으로 고르게 지방을 빼지 못했기 때문이다. 지방이 잘 빠지는 부위는 많이 빼고, 잘 안 빠지는 부위는 적게 빼다 보면 피부가 매끄러울 수가 없다.

경험이 많고 숙련된 전문의들은 굴곡이 지거나 골격과 같은 하부 구조물로 인해서 자칫 지방을 과다흡입할 가능성이 있는 부위는 조심스럽게 접근한다. 이런 세심한 노력을 하지 않으면 지방층의 국소적 과다흡입으로 울퉁불퉁한 피부 요철이 발생할 가능성이 커진다.

울퉁불퉁한 부위가 작고, 정도가 심하지 않으면 고주파와 엔더몰로지 같은 시술을 이용해 피부 요철면을 완화할 수도 있다. 하지만 단 한 번의 시술로 울퉁불퉁했던 피부가 체감할 수 있을 정도로 좋아지지는 않는다. 또한 사람마다 똑같은 시술을 하더라도 효과의 차이가 크기 때문에 고주파와 엔더몰로지 등의 시술이 완벽한 해결책이라고 보기는 어렵다.

따라서 범위가 넓고 정도가 심하면 재수술을 고려해야 한다. 지방을 고르게 빼지 않아 울퉁불퉁할 때는 튀어나온 부분은 지방을 빼고, 반대로 들어간 부분은 지방을 이식하는 방법으로 피부를 매끄럽게 만들 수 있다.

울퉁불퉁한 뱃살

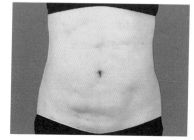

뱃살은 빠졌지만 울퉁불퉁하다.

울퉁불퉁한 허벅지

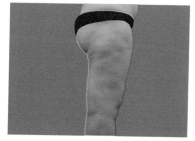

한눈에 봐도 허벅지가 심하게 울퉁불퉁하다.

굴곡이 심한 팔뚝

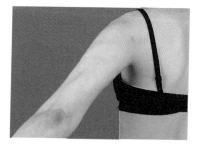

팔은 가늘지만 굴곡이 심해 매끄럽지 않다.

지방흡입을 할 때 피부에 가까운 표층 지방층에서 지방을 과도하게 빼도 종종 피부가 보기 싫게 울퉁불퉁해진다. 이런 경우에는 이식을 해야 하는데, 안타깝게도 이식을 해도 교정이 잘 안 될 수도 있다. 보통 울퉁불퉁한 요철면을 풀어주는 과정을 거친 후에 이식을 하지만 피부가 하부 구조물에 다시 유착되어 이식된 지방의 생착률이 낮아질 수 있기 때문이다. 그래도 완전히 불가능한 것은 아니니 지레 실망하지 말고 전문의와 상담을 받아보는 것이 좋다.

쭈글쭈글한 허벅지

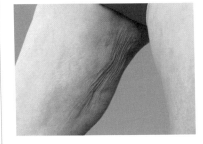

허벅지 안쪽. 피부 껍데기만 남을 정도로 지방을 많이 빼 쭈글쭈글하다.

울퉁불퉁한 허벅지 피부

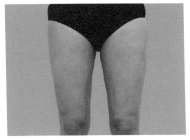

무리한 표층 흡입으로 허벅지 피부가 울퉁불퉁하다.

■ 과도한 지방흡입으로 유착된 경우

지방은 너무 적게 빼도 효과가 적어 문제지만 과도하게 많이 빼면 유착이 발
생하거나 피부가 울퉁불퉁해져 기껏 수술을 하고도 더 큰 고민에 빠질 수 있
다. 유착이란 말 그대로 서로 떨어져 있는 피부와 피부의 하부조직(주로 근막)
이 엉겨 붙는 것을 말한다.

피부밑 바로 하부에 존재하는 천층 지방을 과도하게 흡입하면 피부밑에 과
도한 섬유질화가 발생하여 피부가 근막에 눌러 붙는다. 이로 인해 피부가 딱
딱해지고, 지방이 덜 딱딱한 부분으로 밀린 듯한 양상이 발생하여 울퉁불퉁
한 느낌을 주기 쉽다.

겉으로 보면 지방을 골고루 빼지 않아 울퉁불퉁해진 것과 비슷해 보일 수

도 있지만 유착으로 인한 울퉁불퉁함은 대개 정도가 더 심한 편이다. 과도한 지방흡입으로 유착되었을 때는 지방을 이식하면 상당 부분 개선할 수 있다. 하지만 유착이 너무 심하면 지방을 이식해도 생착률이 낮아 원하는 결과를 장담하기 어렵다.

유착이 심한 팔뚝

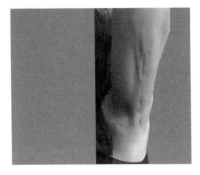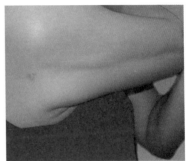

유착이 심해 팔이 아주 울퉁불퉁하다.

유착으로 인해 매끄럽지 못한 아랫배와 옆구리

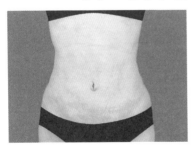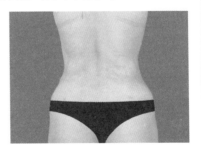

유착으로 아랫배와 옆구리 부분이 매끄럽지 못하다.

◻ 수술 부위가 움푹 파인 경우

수술 부위가 여기저기 울퉁불퉁하지는 않지만 부분적으로 움푹 파여 보기 싫은 경우가 있다. 지방을 뺄 때 전체적인 라인을 고려하며 먼 부위부터 가까운 부위 순으로 지방을 빼야 하는데, 빼기 쉬운 가까운 부위부터 뺐을 때 혹은 특정 부위를 과도하게 누르면서 흡입했을 때 이런 현상이 일어날 수 있다.

수술한 부위가 움푹 파여 있으면 라인이 예쁠 수가 없다. 움푹 파인 곳의 주변에서 지방을 뺄 수 있으면 빼서 평평하게 만들어줄 수 있지만 그렇지 않다면 지방이식을 고려해야 한다.

매끄럽지 못한 허리 라인과 허벅지 라인

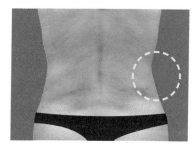

러브핸들 부위가 매끄럽지 못하고 움푹 파여 예쁘지 않다.

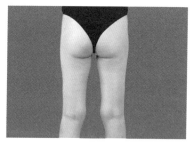

허벅지 안쪽 중간 부분에서 지방을 많이 빼서 라인이 자연스럽지 않다.

☑ 수술 후에도 몸매 라인이 만족스럽지 못한 경우

여전히 가장 쉽고, 안전하고, 효과적으로 살을 빼는 방법으로 지방흡입을 선택하는 분들도 많지만 더 아름다운 몸매를 만들기 위해 수술을 하는 분들이 점점 증가하는 추세다.

결국 지방흡입은 다이어트와 S라인 두 마리 토끼를 잡아야 한다. 성공적으로 지방을 뺐어도 라인이 예쁘게 살지 않으면 만족도가 떨어질 수밖에 없다.

라인이 살지 않는 이유는 크게 보면 두 가지다. 하나는 지방을 너무 적게 뺀 경우다. 이런 경우 적절하게 지방을 잘 빼주면 비교적 쉽게 라인을 살릴 수 있다. 하지만 지방을 충분히 뺐는데, 미적인 라인을 고려하지 않고 뺀 경우라면 지방을 덜 뺀 곳은 빼고, 너무 많이 뺀 곳은 이식으로 채워주면서 라인을 다듬어야 한다.

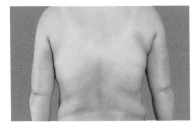

지방이 많이 남아 있는 등

지방흡입을 했어도 여전히 등에 지방이 많이 남아 라인이 예쁘지 않다.

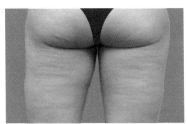

매끄럽지 않은 허벅지 라인

허벅지 라인도 예쁘지 않고, 무엇보다 허벅지 외측 부위의 중간 부분은 과다흡입되고 승마 하단 부위는 과소흡입되어 허벅지 외측 부분 가운데에 인위적인 경계가 발생했다.

지방이 잘 남는 부위

지방을 너무 많이 빼도 문제지만 빼야 할 곳에서 충분히 빼지 않아도 문제다. 보통 경험이 부족한 경우 요철이 생길까 걱정스러워 빼도 괜찮은데 좀 더 두껍게 지방을 남기는 경향이 있다. 지방이 잘 남는 부위는 다음과 같다.

① 러브핸들 상부
② 배꼽 주변부
③ 하복부 하방 경계 부위
④ 팔뚝살 부위(팔 외측 부위)
⑤ 허벅지 승마 부위(허벅지 외측 부위)
⑥ 허벅지 상부 안쪽 부위

02 ▼ 부작용과
▼ 회복과정은
다르다

〰〰〰〰 숙련된 전문의가 집도한 지방흡입 수술은 다른 수술에 비해 부작용이 거의 없는 편이다. 게다가 부작용이라 해도 시간이 지나면 충분히 좋아질 수 있는 약한 부작용이 대부분이다. 이런 경우 재수술은 하지 않아도 된다. 하지만 시간이 지나도 좋아지지 않는 부작용은 적극적으로 대처할 필요가 있다. 그렇지 않으면 개선되지 않은 부작용으로 인해 평생 마음의 상처를 안고 살아야 하기 때문이다. 문제는 종종 부작용인지 회복과정이 늦어지는 것인지 구분하기가 어렵다는 데 있다. 사람마다 회복과정 중에 나타나는 반응도 다르고, 회복에 걸리는 시간도 천차만별이다. 그래서 남들보다 정상 회복 반응이 과도하게 나타나거나 반응이 사라지는 데 시간이 오래 걸리면 불안해하며 재수술을 고민하게 된다.

증상별로 부작용인지 회복과정인지 알아보는 방법이 있다. 물론 100% 정확하지는 않다. 그렇지만 알아두면 부작용으로 오인해 성급하게 재수술을 하는 것을 막을 수는 있다.

■ 단순히 뭉친 것인가? 수술을 잘못해 울퉁불퉁한 것인가?

지방흡입 수술을 누구에게나 뭉침 현상이 나타난다. 더 심하게 뭉치고, 덜 뭉치는 등 정도의 차이만 있을 뿐, 누구에게나 나타나는 자연스러운 현상이라 보면 된다. 지방을 빼면 지방이 있던 공간이 비게 되는데, 시간이 지나면 자연스럽게 피부가 수축하면서 공간이 없어진다. 이 과정에서 섬유질이 생성되면서 피부가 단단하게 뭉친다.

뭉침 현상은 일반적으로 수술 후 1~2주 사이에 뭉치기 시작해 빠르면 2개월 이내, 늦으면 6개월 정도면 풀린다. 뭉침 현상은 수술한 부위 어느 곳에서도 나타날 수 있는데, 복부에서 가장 많이 나타난다. 복부가 지방을 빼내는 부위가 가장 넓다 보니 그만큼 뭉치기도 쉽고, 뭉친 부위도 넓은 편이다.

대부분의 뭉침은 시간이 지나면 풀린다. 그런데 2개월쯤 지나면 정말 풀리는 것인지 걱정하는 분들이 많다. 2개월이 지나 3개월, 4개월, 5개월이 지나면 불안감이 증폭돼 안절부절못한다. 초조한 마음은 충분히 이해하지만 절대 성급하게 재수술을 결정해서는 안 된다. 울퉁불퉁한 것이 정상적인 뭉침으로 회복 중인 것인지 아니면 부작용인지가 분명해질 때까지 기다려야 한다. 특히 복부는 더욱 그렇다. 복부는 가장 잘 뭉치는 부위인 만큼 풀리는 시간이 오래 걸린다. 아주 드문 경우지만 심하면 2년까지도 걸릴 수 있다.

복부 뭉침의 개선

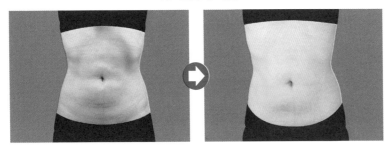

수술 후 2개월 때(왼쪽)는 배꼽을 중심으로 뭉쳐 있던 것이 4개월 때(오른쪽)는 거의 풀렸다.

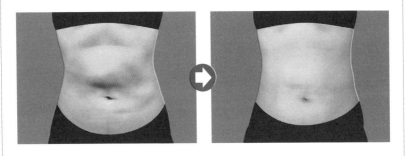

수술 후 2개월 때(왼쪽)는 뭉침이 심했으나 6개월 때(오른쪽)는 매끈해졌다.

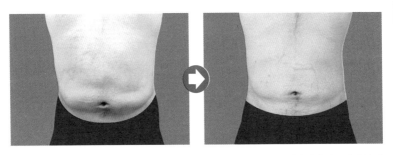

남자는 벨트를 꽉 졸라매는 경향이 있어 벨트 부분이 들어가고, 벨트 윗부분이 볼록하게 뭉치는 경우가 많다. 하지만 수술 후 2개월 때(왼쪽)처럼 심한 뭉침도 6개월 후(오른쪽)에는 거의 다 풀렸다.

수술을 잘못해 울퉁불퉁해진 것이 아니라 뭉친 것이 풀어지지 않은 것이라면 풀어질 때까지 기다려야 한다. 뭉쳐 있는 상황에서는 캐뉼라(지방을 흡입하는 얇은 기구)가 잘 들어가지도 않는다.

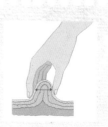

남은 지방인지 뭉친 것인지는 핀치로 구분

단순히 뭉친 것인지 지방이 남은 것인지 구분하는 방법은 손으로 피부를 잡아보는 것이다. 이를 핀치라 하는데, 피부가 아래 조직과 분리가 잘 안 되고 들어 올려지지 않으면 뭉친 것이다.

▣ 과소흡입보다 과다흡입이 문제

지방은 너무 적게 빼면 효과가 작아 만족도가 떨어진다. 하지만 부작용이 생길 위험은 그리 크지 않다. 재수술도 쉬운 편이다. 덜 빼준 만큼 추가로 지방을 더 빼주면 된다.

문제는 너무 많이 뺐을 때이다. 이를 '과다흡입'이라고 하는데, 부작용이 생길 위험이 크고, 재수술을 해도 잘 회복되지 않을 수도 있다. 특히 피부와 가까운 천층(표층)에서 지방을 많이 빼면 부작용이 생기기 쉽다. 부작용 중에서도 피부가 울퉁불퉁해지거나 착색되는 부작용이 흔하게 나타난다. 물론 이런 증상은 정상적인 회복과정에서도 나타날 수 있으나 과다흡입으로 인한 부작용이라면 시간이 많이 지나도 좋아지지 않는다.

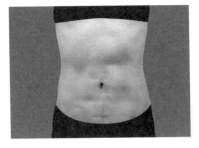
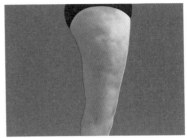

무리한 수술로 울퉁불퉁하게 변한 피부

무리한 표층 흡입으로 피부가 심하게 울퉁불퉁하다.

너무 많이 빼서 울퉁불퉁해진 경우는 더 이상 뺄 지방이 없어 지방을 이식해야 하는데, 그리 간단치는 않다. 과다흡입으로 피부와 근육이 딱 달라붙어 있어 그냥은 지방을 이식하기 어렵기 때문이다. 먼저 단단하게 붙어 있는 피부와 근육을 떼어놓는 박리 작업을 해야 한다. 이처럼 수술을 잘못해 생긴 부작용은 치유하기가 어려워 처음부터 수술을 잘하는 것이 최선이다.

▣ 장액종, 방심은 금물

장액종은 장액이 모여 만들어진 말랑말랑한 덩어리를 말한다. 탄력이 적거나 사이즈가 커서 지방이 많이 나온 경우에 간혹 장액종이 발생한다. 물론 지방이 많이 나오지 않은 경우에도 장액종이 발생할 수는 있다. 적은 양의 장액종은 특별한 처치가 필요 없는 경우도 있지만, 심할 경우 적절한 조치가 꼭 필요하다.

　장액종은 일반적으로 지방흡입 수술 후 10~14일이 넘어갈 즈음 많이 발생한다. 이쯤 되면 피부가 몸에 맞게 수축하면서 볼륨이 줄어야 하는데, 오히려 볼륨이 늘고 출렁거린다면 장액종을 의심해야 한다. 간혹 수술 후 3~5일 정도 지났을 때 장액종이 생긴 것 같다며 찾아오는 분들이 있는데, 대부분 수술할 때 주입했던 튜메센트(tumescent) 용액이 덜 흡수된 것인 경우가 많다.

　보통 장액이 500cc 미만이면 신경 쓰지 않아도 된다. 대략적인 장액종의 양은 초음파와 핀치(피부를 집어보는 방법)으로 가늠할 수 있다. 초음파상에서 1cm 미만이고 범위가 넓지 않은 국소적 장액종은 그냥 두어도 1~2주 정도 지나면 자연스럽게 흡수되고 모양이 변성되지 않는다. 하지만 500cc를 넘어가면 얘기는 달라진다. 보통 지방흡입을 하면 2주 이내에 피부가 우리 몸에 맞게 수축한다. 그런데 이 중요한 시기에 장액종이 있으면 피부가 제대로 수축하지 못하고 떠 있게 된다. 그러다 섬유질이 생기면서 불규칙하게 뭉치는데, 때에 따라서는 심한 요철이 생기기도 한다. 캐뉼라가 들어가지 않을 정도로 딱딱하게, 광범위하게 뭉치므로 장액종이 많이 찬다 싶을 때는 적극적으로 장액종을 빼줘야 한다. 장액종을 빼주면 수술 부위가 보기 싫게 뭉치는 것을 충분히 예방할 수 있다.

장액종 후유증으로 뭉친 피부

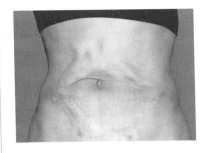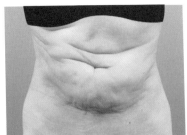

장액종 후유증으로 심하게 뭉쳤다.

◻ 피부 괴사는 명백한 부작용

지방흡입 수술을 하다 보면 아무래도 피부가 자극을 많이 받을 수밖에 없다. 하지만 피부가 자극을 받아 손상되었다고 괴사로까지 진행되는 경우는 드물다. 보통 괴사는 피부가 과도하게 손상돼 피하층에 있는 혈관총(plexus)이 파괴되면서 나타나는데, 설령 혈관총이 파괴되어 괴사가 발생했어도 주변 조직에서 혈액 공급을 충분하게 받으면 심각한 괴사로 진행되지는 않는다.

괴사가 경미할 때는 피부가 착색되는 수준에서 멈춘다. 그마저도 시간이 지나면서 자연스럽게 없어지는 경우도 많다. 하지만 심한 괴사는 화상과 비슷하다. 화상을 입었을 때처럼 수술 후 1~2주 후에 물집이 생기면서 딱딱해진다. 흔적도 크고 깊으며 자연 치유는 거의 불가능하다. 심한 괴사는 화상과 마찬가지여서 치료도 화상 수준으로 해야 한다.

수술 후 나타난 괴사의 변화 과정

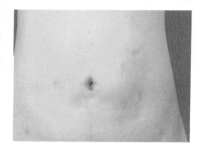
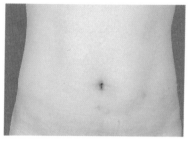

경미한 괴사는 시간이 지나면 자연 치유되기도 한다. 오른쪽 사진은 재수술 후 1년 8개월이 지난 모습

심한 괴사로 피부에 남은 상흔

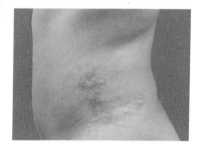
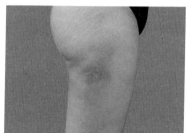

심한 괴사로 피부에 깊은 상흔이 남았다.

보통 괴사는 지방흡입 수술을 하면서 피부밑을 캐뉼라로 긁어서 피부 진피층 조직에 반복적이거나 과도한 상처를 냈을 때 주로 발생한다. 지방을 너무 많이 뺐는데 피부가 너무 얇을 때도 괴사가 일어날 수 있지만 사실 남겨진 피부의 두께와 피부 손상은 비례하지 않는다. 얇아도 손상이 없을 수도 있고,

두꺼워도 심하게 손상을 입을 수 있다.

결국 남겨진 피부의 두께보다는 피부를 긁는 것이 괴사의 중요한 원인이다. 지방흡입 수술을 할 때 긁지 않는 것이 중요한데, 수술 경험이 많지 않은 의사들이 캐뉼라가 닿지 않는 먼 곳까지 억지로 하려다 긁는 경우가 많다. 그래서 캐뉼라가 잘 닿지 않는 옆구리, 허벅지나 팔, 종아리의 만곡부에서 괴사가 일어나기 쉽다.

☐ 심한 유착은 부작용이다

수술 후 회복과정에서 종종 유착이 일어날 수 있다. 유착은 서로 떨어져 있는 피부와 근막이 서로 들러붙는 것으로 피부가 울퉁불퉁해지거나 뭉치는 원인이 되기도 한다. 가벼운 유착은 시간이 지나면 저절로 좋아진다. 이런 유착은 부작용이라기보다는 회복과정에서 나타나는 자연스러운 현상이라 이해해도 무방하다. 하지만 심한 유착은 시간이 해결해주지 않는다. 유착으로 움푹 들어가거나 트랙처럼 긴 줄이 수술 부위에 생겨서 보기 싫은 흔적이 남기도 한다.

유착으로 피부가 함몰된 경우는 지방이식으로 해결해야 한다. 유착이 심하면 지방을 이식하려도 너무 딱 달라붙어 지방을 넣을 공간이 없으므로 먼저 피부를 근막으로부터 분리하는 박리부터 해야 할 수도 있다.

길게 생긴 트랙은 유착이 심하면 팔을 자연스럽게 내린 상태에서도 표가 나지만 보통의 경우 만세를 하거나 팔꿈치를 구부릴 때만 나타나기도 한다.

이런 정도는 3~6개월 정도면 자연스럽게 없어지지만 피부 손상이 심하고 깊게 파인 트랙은 적극적인 치료가 필요하다. 보통 트리암(triam)과 + 히알루로니다아제(hyaluronidase)를 섞은 복합약물을 주사하면 많이 좋아질 수 있다.

■ 부작용인 듯 아닌 듯한 착색

착색은 부작용보다는 회복과정에서 나타날 수 있는 자연스러운 현상에 더 가깝다. 지방흡입을 하면 아무래도 피부가 자극을 받아 멍이 든다. 시간이 지나면 멍을 자연스럽게 풀리지만 멍이 완전히 없어지지 않고 자국이 희미하게 남아 피부가 울긋불긋하거나 그을린 것처럼 검게 보일 수 있다. 이런 자국을 착색이라 하는데, 대부분 3~6개월이면 다 없어진다.

　하지만 간혹 6개월이 넘었는데도 여전히 착색이 남는 때도 있다. 사람에 따라 회복 기간이 달라 좀 더 기다리면 없어지기도 하는데, 기다리기 힘들고 불안하다면 치료를 받아도 좋다. 착색된 부위에 이산화탄소 가스를 주입해 지방세포를 분해하고 배출하는 카복시테라피를 해주는 것만으로도 큰 효과를 볼 수 있다.

착색이 일어난 피부

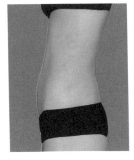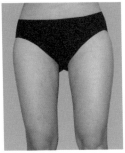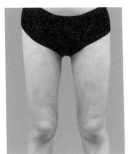

착색이 선명하게 보인다.

수술 후 나타난 착색의 변화 과정

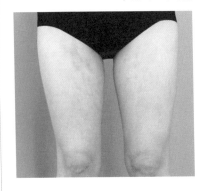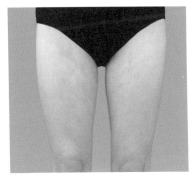

경미한 착색은 시간이 지나면 대부분 없어진다. 왼쪽은 수술 후 2개월, 오른쪽은 4개월째 모습

03 ▼ 재수술, 언제 어떻게 하는 것이 좋을까?

〜〜〜〜〜 재수술을 할 것인가, 말 것인가를 결정하는 것은 그리 간단한 문제가 아니다. 하지만 일단 재수술을 하기로 방향을 잡으면 마음이 바빠진다. 이왕 재수술을 할 것이라면 하루라도 빨리 받고 싶은 것이 사람 마음이기 때문이다.

과연 재수술은 처음 지방흡입 수술을 한 후 얼마나 지나야 가능한 것일까? 사람마다 다를 수 있고, 재수술 부위가 어디인가에 따라 다를 수 있다. 마음은 급하겠지만 자신의 상태를 잘 파악하고 가장 적절한 시기에 재수술을 받는 것이 중요하다. 그래야 재수술을 효과적으로 하고 만족도도 키울 수 있기 때문이다.

■ 보통 6개월~1년 이후가 적당

지방흡입 수술을 하면 수술한 부위가 딱딱하게 뭉친다. 수술 후 나타날 수 있는 정상적인 현상으로 시간이 지나면 자연스럽게 풀린다. 재수술은 이 뭉침이 다 풀렸을 때 하는 것이 가장 좋다. 수술 후 피부가 뭉쳐 딱딱해지는 것은 회복하는 과정에서 질긴 섬유질이 생성되기 때문이다. 이 섬유질이 남아 있으면 지방을 잘 빼기가 어렵다. 그래서 단단한 섬유질이 어느 정도 풀리고 피부가 부드러워졌을 때 재수술을 해야 한다.

일반적으로 뭉침은 6개월에서 길어도 1년 정도면 다 풀린다. 개인적인 편차도 크지만 부위별로도 차이가 난다. 지금까지의 임상경험상 팔과 허벅지는 3개월만 지나도 다 풀려 재수술이 가능한 경우도 많았다. 다만 전체적으로 많이 풀렸어도 어느 한 군데만 딱딱하게 뭉쳐 있으면 어려울 수도 있다. 딱딱해도 캐뉼라로 긁어서 지방이 나올 수 있으면 가능하지만 너무 딱딱해서 아예 들어가지도 않으면 재수술이 불가능하다.

육안으로는 뭉침이 다 풀린 것인지 정확하게 알 수가 없다. 눈으로는 다 풀린 것처럼 보여도 조직학적으로 미세한 뭉침이 남아 있을 수 있기에 충분히 시간을 두고 재수술을 하는 것이 좋다. 특히 복부는 다른 부위보다 뭉침이나 유착이 오래 가므로 더욱더 조급해서는 안 된다. 복부 뭉침이 다 풀리는 데 2년이 걸린 예도 있다.

◻ 같은 부위를 몇 번이나 재수술할 수 있을까?

재수술은 첫 수술 결과가 만족스럽지 않아 받는 경우가 대부분이지만 처음에는 만족스러웠어도 사후 관리를 잘못해 요요현상이 발생하거나 라인이 무너져 받는 분들도 적지 않다. 또 지방흡입 수술로 큰 효과를 본 분들일수록 재수술을 두려워하지 않는 경향이 있다. 지방흡입이 가장 빨리, 가장 효과적으로 지방을 빼고, 라인을 다음을 수 있는 방법이라는 것을 경험으로 확인했기 때문이다.

하지만 지방이 쌓이고, 라인이 망가졌을 때마다 수술을 하는 것이 정답일까? 가끔 같은 부위를 몇 번이나 수술할 수 있는지 묻는 분들이 있다. 대개 처음부터 수술을 잘못해 재수술이 필요한 사람들보다는 사후 관리를 잘못한 분들이 이런 질문을 많이 한다.

답부터 이야기하면 같은 부위를 최대 몇 번까지 재수술할 수 있는지는 따로 정해져 있지 않다. 재수술은 아무리 잘해도 처음부터 수술을 잘했을 때보다 효과가 좋을 수는 없다. 이미 한 번 수술했던 부위를 또 수술하면 할수록 그만큼 손상을 입어 회복도 늦어지고 정상 회복과정 중에 섬유질 층이 더 발생할 가능성이 더 커진다. 결정적으로 재수술이나 재재수술은 첫 수술보다 흡입되는 지방량이 적을 가능성 높다. 따라서 첫 수술만큼의 효과를 기대하기가 어려운 것이다.

섬유질이 많아지면 효과적으로 지방을 빼기도 어렵고 효과도 떨어질 수 있다. 그러므로 같은 부위에 재수술을 할 수 있는 횟수가 정해진 것이 아니라 해도 신중하게 재수술을 결정해야 한다. 무분별하게 수술을 반복하다 보면 수술 자체가 불가능해질 수도 있고, 재수술을 해도 고생한 만큼 효과를 얻지 못할 수 있기 때문이다.

04 ▼ 재수술을 할 수 있는 병원의 조건

〜〜〜〜〜　불과 몇 년 전만 해도 지방흡입에 관심이 있어도 해도 괜찮은 것인지, 하면 확실히 지방을 빼고 아름다운 몸매를 만들 수 있는 것인지 걱정하는 분들이 많았다. 하지만 지금은 지방흡입 수술에 대한 인식이 많이 좋아져 쌍꺼풀 수술을 받듯이 가벼운 마음으로 수술을 받는 분들이 많다. 수요가 늘어나면서 수술을 하는 병원도 대폭 늘어난 것이 사실이다.

지방흡입에 대해서 제대로 알고 싶어 하는 분들이 늘어나는 것은 반가운 일이다. 하지만 지방흡입 수술은 단순히 지방을 빼는 수술이 아니다. 궁극적으로 아름다운 체형을 만들기 위한 수술이므로 그 어떤 수술보다 정교함과 예술적인 감각이 필요하다. 그래서 어느 병원에서, 어느 전문의에게 수술을 받았는지가 매우 중요하다.

재수술은 더 말할 것도 없다. 충분한 고민 없이 수술을 해 피부가 울퉁불

통해지거나 처져서 혹은 지방은 빠졌지만 체형이 오히려 망가져서 재수술을
해야 하는 경우라면 더더욱 신뢰할 수 있는 병원과 전문의에게 수술을 받아
야 한다. 생각보다 재수술을 성공적으로 잘할 수 있는 병원은 많지 않다. 다
음 조건을 꼼꼼히 따져본 후 신중하게 결정해야 한다.

◻ 전문성을 갖췄는가?

지방흡입 수술이 대중화되면서 지방흡입을 하는 병원도 크게 늘었다. 그중에
는 지방흡입만을 전문으로 하는 병원들도 많이 생겼지만 기존의 진료과목에
지방흡입을 추가한 병원들도 많다.

　지방흡입만 하는 병원이 아니라고 색안경을 끼고 볼 필요는 없다. 제대로
전문성을 갖춘 병원이라면 어디든 상관없다. 하지만 지방흡입은 결코 단순한
수술이 아니다. 안전하게 불필요한 지방을 없애면서 최상의 몸매를 만들어야
하기 때문에 비만뿐만 아니라 체형을 완벽하게 이해하고, 더 나아가 아름다
움에 대한 감각까지 갖춰야 한다.

　무엇보다 환자의 상태를 정확하게 파악하는 것이 중요하다. 체형을 정확
하게 측정하고, 환자에게 가장 적합한 수술법을 제시해야 하는데, 이는 첨단
장비와 숙련된 전문의들로 구성된 전문병원이 아니면 쉽지 않은 일이다.

☐ 충분한 경험과 노하우가 있는가?

전문성은 하루아침에 생기지 않는다. 특히 지방흡입 수술처럼 똑같은 부위라도 환자의 상태에 따라 제각각 수술법을 달리해야 하는 분야는 충분한 경험과 노하우를 필요로 한다. 재수술은 더욱더 그렇다. 처음 수술할 때보다 더 까다롭기도 하고, 재수술을 하기 전에 충분히 상태를 살피고 디자인을 잘한다고 해도 막상 수술에 들어가면 미처 예상하지 못했던 변수들이 종종 튀어나올 수 있기 때문이다.

지방을 너무 많이 뺀 부분에 어느 정도 지방을 이식해야 좋을지, 덜 뺀 부분은 어느 정도 더 빼줘야 전체적으로 라인이 매끄러워지는지는 이론적인 지식만으로는 알 수가 없다. 실제로 수술을 많이 해 본 전문의만이 감각적으로 어떻게 했을 때 최상의 결과를 도출해낼 수 있다는 것을 알 수 있다.

예를 들어 지방을 너무 많이 빼 움푹 파였다고 무조건 지방을 이식하는 것도 좋지 않다. 먼저 전체적인 라인과 수술 부위의 윤곽을 확인하고, 파임 부분의 주변부를 깎아서 라인을 맞출 수 있는지도 고려해 봐야 한다.

지방흡입 수술을 하면 정상적인 회복과정 중에 뭉침(수술 부위의 일시적인 섬유화)이 발생한다. 피부에 상처가 나면 아무는 과정에서 흉터 조직이 남는다. 우리 몸속에서도 비슷한 현상이 발생한다. 지방흡입 수술을 하면 피부밑 체내 조직에 일정한 자극이 가해져 미세한 상처가 나고 이 상처를 치유하는 과정에서 섬유성 조직이 생겨나면서 피부와 근육, 혈관 등이 서로 엉켜 들러붙는 뭉침(섬유화 현상)이 발생한다.

뭉침과는 달리 피부와 근막 사이의 지방을 과도하게, 때에 따라서는 거의 완전히 흡입해 버린 경우에는 피부와 근육이 눌려 붙는 유착이 발생한다. 물론 과도하게 지방을 흡입하지 않더라도 유착이 발생할 수 있지만, 그런 경우는 매우 드물다. 이런 뭉침과 유착에 대한 경험이 많고, 대처할 수 있는 능력이 있는 병원과 전문의를 선택하는 것이 재수술을 생각할 때 반드시 고려해야 하는 부분이다.

지방흡입을 생각하는 고객들은 무조건 지방이라면 싹 다 제거하기를 원하지만, 피부를 보호할 최소한의 지방은 남겨 두어야 한다. 그래야 유착을 방지하고 수술 후 매끄러운 라인을 얻을 수 있다. 또한 지방 과다흡입으로 인한 유착이 너무 심하면 캐뉼라가 잘 들어가지 않아 이식 자체가 어렵거나 애써 무리하게 지방을 이식해도 결과가 만족스럽지 않을 수 있다. 무조건 이식하기 전에 유착된 부위를 먼저 풀어주는 조치가 선행되어야 한다.

이 외에도 재수술 경험이 많은 전문의들은 미적인 요소를 충분히 고려해 수술한다. 일반적으로 지방흡입 수술 후 피부가 울퉁불퉁하거나 라인이 만족스럽지 않을 때 재수술을 많이 고려한다. 하지만 수술 후 처진 부위의 지방을 충분히 흡입하지 않아 피부 처짐이 지속되거나 흉터가 보기 싫게 남아 재수술을 하고 싶어 하는 분들도 많다. 재수술로 마음의 상처를 달랠 수 있으려면 피부 상태와 라인, 흉터까지도 고려해서 입체적, 종합적으로 재수술을 하는 것이 마땅하다.

☐ 재수술 후 관리가 철저한가?

지방흡입 수술의 효과를 극대화시키려면 관리를 잘해야 한다. 관리는 부작용 없이 잘 회복하기 위해서도 필요하지만 체형을 가장 아름다운 상태로 만들기 위해서도 꼭 필요하다. 수술 후 압박복을 입거나 뭉침관리, 식이관리, 운동 관리 등을 꾸준히 해야 하는 것도 바로 이런 이유 때문이다.

재수술을 했을 때는 더욱더 세심하고 꼼꼼한 관리가 필요하다. 이미 첫 수술의 실패로 피부가 울퉁불퉁하거나, 탄력을 잃어 처져 있거나, 라인이 망가진 상태에서 재수술을 한 것이어서 부작용이 나타나기도 쉽고, 효과가 만족스럽지 않을 가능성이 크기 때문이다. 아무리 숙련된 전문의가 재수술을 했다 해도 첫 수술을 잘했을 때보다 결과가 좋기는 어렵다. 첫 수술로 기대할 수 있는 최대 점수가 100이라면 재수술은 80점 정도가 현실적인 수준이다.

80점도 그냥 얻을 수 있는 점수가 아니다. 재수술 후에는 더 뭉치기도 쉽고, 뭉친 양상에 따라서는 경과 기간 중에 울퉁불퉁한 느낌이 들기도 쉽다. 고주파테라피, 카복시테라피, 엔더몰로지 등 뭉친 피부를 풀어주고, 피부를 매끄럽게 만들어주는 시술을 적절하게 받으면 경과 기간을 원활히 넘길 수 있다. 따라서 수술 후 적절한 관리를 세심하게 해줄 수 있는 병원인지를 살펴보는 것은 필수다.

식이관리와 운동도 중요하다. 하지만 개인적으로 식이관리와 운동을 하기란 쉬운 일이 아니다. 어떤 음식을 얼마만큼 먹어야 할지, 운동을 어떻게 해야 할지도 잘 모르고 무엇보다 스스로 알아서 꾸준히 실천하기가 생각보다 간단한 문제가 아니기 때문이다. 수술 결과가 좋았어도 식이관리, 운동 관리에 실패해 재수술을 하는 분들도 꽤 많다.

지방흡입 전문병원 중에서도 식이관리와 운동관리까지 확실하게 도와주는 병원이 드물다. 수술 후 한두 달 만이라도 병원의 체계적인 도움을 받으면서 식이관리와 운동관리를 하면 이후 혼자서도 관리하기가 한결 수월하다. 그만큼 요요현상 없이 아름다운 체형을 유지하기가 쉬워지니 수술 후 관리를 철저하게 해주는 병원인지 꼭 체크해보는 것이 좋다.

◻ 전문 마취 시스템이 갖춰졌는가?

재수술을 할 때 꼭 살펴야 할 병원의 조건 중 하나가 '마취 시스템'이다. 지방흡입 수술은 그리 위험한 수술이 아니다. 하지만 그것은 어디까지나 전문 마취 시스템을 갖추었을 때의 일이다. 아주 드문 일이기는 하지만 수술 중 목숨을 잃는 경우가 있다. 이는 대부분 마취로 인한 사고였다.

마취는 결코 간단한 과정이 아니다. 환자의 상태에 따라 마취 방식도 차이가 있을 수 있고, 마취액의 양도 달리 해야 한다. 정상적으로 마취가 잘 되었다 해도 안심할 수 없다. 수술 도중 혈압이 급격히 떨어지거나 호흡 곤란 등 위험한 상황이 일어날 수 있으므로 수술이 다 끝날 때까지 주의를 게을리해서는 안 된다. 만약에 일어날 수 있는 비상상태를 대비해 마취를 시작해 수술이 끝난 후 마취가 풀려 의식을 되찾을 때까지 마취 전문의가 곁을 지켜야 한다.

특히 재수술을 할 때는 마취가 더욱 중요하다. 첫 수술로 인해 발생한 유착이나 섬유화를 제거하며 수술을 해야 하기 때문에 수술 시간도 오래 걸리고, 마취가 풀리는 시간도 길어질 수 있기 때문이다. 그래서 더더욱 안전하고 전문적인 마취 시스템을 갖춘 병원에서 수술받는 것이 좋다. 마취 전문의가 상주하고, 마취 전문의 실명제를 운영하는 병원이라면 믿을만하다.

지방흡입 결과에 영향을 미칠 수 있는 고객 측 인자

지방흡입 수술 결과는 집도의의 경험과 기술에 의해 좌우된다. 그렇지만 고객이 갖고 있는 인자도 무시할 수 없다. 수술 결과에 영향을 미칠 수 있는 고객 측 인자는 지방량, 탄력, 지방성상, 골격과 근육량 4가지이다. 탄력은 피부와 지방 자체의 탄력을 의미하며, 지방성상은 쉽게 말하면 지방층의 섬유질 양을 말한다. 이 4가지 인자를 감안해 수술을 해야 만족할 만한 결과를 기대할 수 있다. 특히 재수술을 할 때는 지방량을 제외한 고객 측 인자가 수술 결과에 더 많은 영향을 미칠 수 있으므로 더욱더 세심하게 수술해야 한다.

예를 들어 임상 경험이 부족한 의사의 경우 골격과 근육량에 따라 적당히 지방을 남겨 두어야 하는 부위까지 과도하게 흡입해 재수술 효과를 저하시키거나 지방성상에 비해 과도하게 스트로크(지방흡입을 하기 위한 캐뉼라—얇은 흡입관—의 왕복 운동)를 해 전에는 없던 새로운 울퉁불퉁함이 생기기도 한다.

만족할 만한 재수술의 결과를 끌어내기 위해서는 고객이 갖고 있는 인자를 잘 고려하는 것이 관건이다. 그러려면 역시 숙련된 전문의가 필요하다. 경험이 풍부하고 기술이 뛰어난 전문의라야 고객의 상태에 맞는 최적의 수술을 할 수 있다.

05 ▼ 재수술로 얼마나 웃을 수 있을까?

〰〰〰〰 　재수술을 상담하러 온 분들은 대부분 '얼마나 좋아질 수 있을지'를 궁금해한다. 오랫동안 마음고생을 한 분일수록 더욱더 그렇다.

　재수술을 하는 경우는 크게 지방을 너무 적게 흡입했을 때와 너무 많이 흡입했을 때로 구분할 수 있다. 지방을 너무 적게 뺀 경우라면 비교적 재수술도 쉽고 만족도 높다. 반면 지방을 너무 많이 뺀 경우라면 복잡하다. 환자의 상태에 따라 기대할 수 있는 결과가 천차만별이므로 만족도 또한 다 다를 수 있다. 하지만 재수술 경험이 풍부한 전문병원에서 재수술을 받으면 어떤 경우라도 처음보다는 상태가 많이 호전될 가능성이 높다.

▣ 과소흡입했을 경우

지방을 너무 적게 뺐을 경우에는 재수술 후 환하게 웃을 가능성이 크다. 더 빼야 하는데 덜 뺀 것이므로 마저 빼주기만 하면 라인이 사는 경우가 많다. 효과가 좋은 편으로, 처음 수술을 잘했을 때와 비교해도 결코 뒤떨어지지 않는 만족도를 얻을 수 있다.

과소흡입은 특히 복부에서 많이 나타난다. 다른 부위에 비해 지방이 가장 많기도 하고, 누워 있는 상태에서 지방흡입을 하다 보면 서 있을 때의 모양을 예측하기 어렵기 때문이다. 수술할 때 최대한 골고루 지방을 빼려고 노력해도 막상 끝나고 나면 덜 뺀 부분이 있을 수 있다.

복부는 수술 후 배꼽 주변부 피부가 평평할 때 가장 베스트다. 그런데 배꼽 주위에 지방을 충분히 빼지 않으면 처져 보이는 모양이 된다. 제대로 예쁜 일자 모양 배꼽을 만들려면 배꼽 주변에 골고루 지방을 빼야 한다.

수술 후 처져 보이는 배꼽

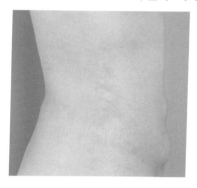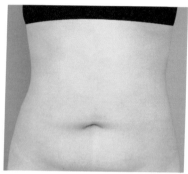

배꼽 아랫부분 지방을 덜 빼 배꼽 모양이 처져 보인다.

수술 후 모양이 달라진 배꼽

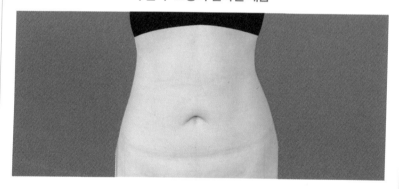

배꼽 윗부분 지방을 덜 빼 배꼽 모양이 예쁘지 않다.

앞에서도 이야기했듯이 덜 빼서 모양이 예쁘지 않은 것이라면 더 빼주면 된다. 다만 누워 있을 때는 복부가 평평해지기 때문에 얼마나 지방을 더 빼야 하는지 예측하기가 어려우니 핀치를 꼼꼼하게 해야 한다. 핀치를 하면서 최대한 다른 부위와 비슷하게 두께를 맞추면 예쁘고 매끈한 복부를 만들 수 있다.

재수술 후 매끈해진 아랫배

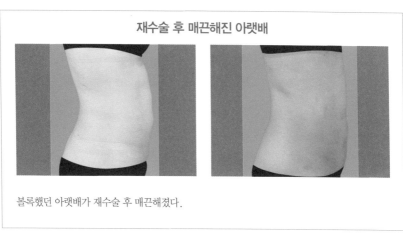

볼록했던 아랫배가 재수술 후 매끈해졌다.

재수술 후 매끄러워진 복부 라인

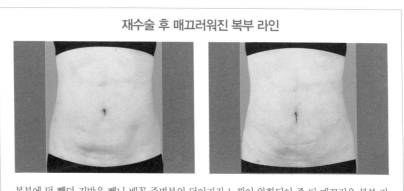

복부에 덜 뺐던 지방을 빼니 배꼽 주변부의 덩어리진 느낌이 완화되어 좀 더 매끄러운 복부 라인이 생겼다.

재수술의 기본은 추가 흡입과 이식

재수술의 일반적인 방법론은 수술 부위와 상관없이 기본적으로 동일하다. 나온 부분은 흡입하고 꺼지거나 파인 부분은 필요할 때 이식을 하는 것이다. 하지만 재수술이 필요한 고객들은 대부분 여러 가지 복합적인 형태를 지닌 경우가 많다. 단순히 지방을 흡입하거나 이식만 해야 하는 경우는 드물고, 이식과 흡입을 병행하면서 라인을 맞추는 경우가 대부분이다.

■ 과다흡입했을 경우

과다흡입은 과소흡입과 비교했을 때 상대적으로 재수술하기도 까다롭고, 결과도 좋지 않을 수 있다. 과다흡입은 절대적 과흡입과 상대적 과흡입으로 구분할 수 있는데, 절대적 과흡입을 한 경우라면 더욱더 재수술이 쉽지 않다.

절대적 과흡입은 기술 부족 혹은 과도한 욕심으로 무리한 범위나 표층까지 지방을 흡입한 경우를 말한다. 더 이상 뺄 지방이 없어 재수술하기도 어렵고, 수술을 해도 좋은 결과를 기대하기 어렵다. 그래서 이것이 처음부터 지방흡입을 잘하는 전문병원에서 수술을 해야 하는 이유이기도 하다.

상대적 과흡입은 예쁜 라인에 대한 개념이 부족하거나 디자인을 잘못해 부분적으로 함몰되었거나 울퉁불퉁한 경우를 말한다. 너무 많이 뺀 부분에 지방을 이식해주는 방법으로 거의 대부분 라인을 살리고 피부를 매끈하게 다듬을 수 있다.

수술 후 푹 꺼진 배꼽

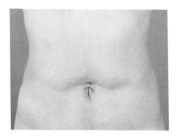

배꼽 주위에서 지방을 너무 많이 빼서 배꼽이 푹 꺼졌다.

수술 후 울퉁불퉁해진 몸매 라인

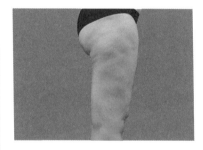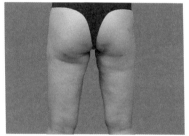

라인 확인을 하지 않고 지방을 남겨두어야 할 부위에서 지나치게 많이 빼 피부가 울퉁불퉁하고, 라인도 예쁘지 않다.

과도한 흡입이나 미진한 흡입이 발생하는 이유

지방흡입의 최선의 결과는 무조건 지방을 많이 흡입하는 것이 아니라 여러 가지 요인들을 고려하여 최대한 지방을 흡입하는 것이다. 그런데 이 '무조건'과 '최대한'의 간극을 파악하기까지는 많은 임상 경험이 필요하다. 원래 전체 피하지방의 두께가 1cm이고 일부 특정 부위가 지방을 더 많이 빼 두께가 0.5cm라고 가정해보자. 그러면 그 차이인 0.5cm만큼 함몰이 되지만 차이가 크지 않아 육안으로는 구별하기 어렵다.

그래프에서 세로축은 집도의의 스트로크이다. 지방을 흡입하기 위해서는 캐뉼라라는 작은 관을 절개창에 삽입하여 목표 지방층에서 앞뒤, 좌우로 캐뉼라를 움직이는 동작들을 반복한다. 이 과정을 흡입 '스트로크'라고 한다.

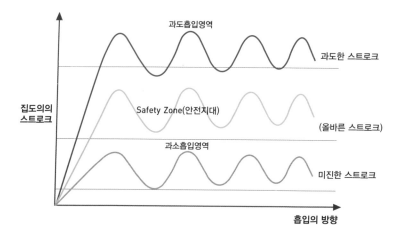

과도하고 무리한 스트로크를 하면 최소한의 지방층마저 흡입되어 유착이나 울퉁불퉁함 같은 부작용이 발생한 가능성이 커진다. 이런 가능성이 커지는 부분을 과도흡입영역이라고 한다. 그래프에서 보면 상단의 붉은색 영역이다.

　　반대로 지방층을 너무 많이 남기면 흡입의 효과가 반감되는데, 충분한 스트로크를 하지 않고 미진한 스트로크를 했을 때 이런 문제가 발생한다. 그래프에서 하단의 영역이 이런 미진한 스트로크와 관련되어 있는 노란색의 과소흡입영역이다.

　　충분하면서도 요철과 유착 같은 부작용이 발생하지 않는 초록색의 안전구역은 실제로는 1cm 정도밖에 안 되는 경우가 대부분이다. 임상 경험이 충분하지 않다면 이 영역 내에서만 스트로크를 진행하기 어려운 이유도 바로 이 때문이다.

부위별 재수술, 중요 포인트에는 어떤 것이 있을까?

- 복부, 균형을 맞추면서 다 빼는 것이 포인트
- 허벅지, 사이즈와 라인 모두 중요하다
- 팔, 어깨에서 일자로 떨어지는 라인 중요
- 종아리, 사이즈보다 라인이다

지방흡입
재수술의
모든 것

제3장

부위별로 재수술
방법이 달라요

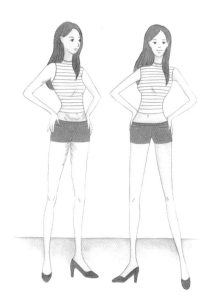

01 ▾ 복부,
균형을 맞추면서
다 빼는 것이 포인트

〰〰〰〰　사람들이 가장 많이 지방흡입을 하기를 원하는 부위 중 하나가 '복부'이다. 복부는 다른 어떤 부위보다도 지방이 쌓이기 쉽다. 특히 나이가 들면 들수록 지방세포가 배와 허리에 집중되면서 전체적으로는 비만이 아닌데 유독 배만 보기 싫게 뚱뚱한 분들이 많다.

일단 복부에 지방이 쌓이면 어지간한 노력으로는 빼기가 어렵다. 독하게 다이어트를 해서 뺀다고 해도 소위 러브핸들이라 불리는 옆구리 살이나 아랫배 부위의 살들은 잘 안 빠져서 몸매는 큰 변화가 없는 경우도 있다. 그래서 지방흡입으로 복부 지방도 빼고 라인도 살리려고 하는 분들이 많은데, 결과가 만족스럽지 않아 재수술을 원하는 사람들 또한 적지 않다.

복부 지방흡입 수술은 허벅지, 팔에 비해 비교적 쉬운 편이다. 허벅지나 팔처럼 원통형인 부위는 360도 회전하면서 지방흡입을 해야 하지만 복부는 평평하고 부위가 넓어 상대적으로 수술이 어렵지 않다. 그런데도 복부 지방 흡입 후 재수술을 원하는 사람들이 많은 이유는 결과를 예측하기가 가장 까다로운 부위이기 때문이다. 허벅지와 팔 같이 몸통에서 분리된 부위는 지방 흡입 과정 중에 수시로 들어보는 방법으로 라인을 확인하면서 맞춰 볼 수 있어 결과 예측 측면에서 유리한 점이 많다.

복부 재수술을 하는 경우는 다양하다. 주로 복부가 울퉁불퉁하거나 어느 한 부분이 푹 들어갔거나 지방을 덜 빼 배 모양이 예쁘지 않을 때 재수술을 많이 한다. 러브핸들을 제대로 없애지 못했거나 러브핸들 부위가 움푹 파여 보기 싫은 경우도 재수술의 상당 비중을 차지한다. 어떤 경우인가에 따라 재수술로 교정할 수 있는 수준이 다르지만 대부분 처음보다 훨씬 좋아질 수 있다.

■ 울퉁불퉁한 복부를 매끄럽게

복부는 전체적인 균형을 고려하면서 지방을 골고루 다 빼주는 것이 중요하다. 골고루 다 빼지 않고 부분적으로 덜 빼거나 많이 빼면 복부가 보기 싫게 울퉁불퉁해질 수 있다. 누워 있는 상태에서는 어느 부위를 많이 빼고, 덜 뺐는지를 육안으로는 구분하기가 어렵다. 그래서 복부 수술을 할 때는 눈으로만 확인하지 말고, 꼼꼼한 핀치로 지방의 두께를 확인해야 울퉁불퉁해지는 것은 최대한 막을 수 있다.

단, 복부의 울퉁불퉁함이 자연적인 회복과정에서 나타난 일시적인 현상인지, 아니면 수술을 잘못해 그런 것인지를 구분해야 한다. 복부는 다른 부위보다 수술 후 뭉침 현상이 많이 나타나고, 뭉침이 다 풀리는 데 시간이 오래 걸리기 때문에 충분한 시간을 두고 지켜볼 필요가 있다. 그런 다음 회복과정이 아니라 잘못된 수술로 인해 울퉁불퉁해진 것이 분명해진 다음 재수술을 해도 늦지 않다. 재수술을 할 때는 덜 뺀 곳은 더 빼고, 너무 많이 빼 움푹 들어간 부위에는 지방을 채우는 방법으로 울퉁불퉁함을 매끈하게 교정할 수 있다.

울퉁불퉁하고 푹 들어간 복부 해결

"배를 볼 때마다 너무 속상했어요."

처음 재수술 상담을 받으러 왔을 때 이지현(가명) 씨는 선뜻 배를 보여주기도 꺼릴 정도로 콤플렉스를 느끼고 있었다. 처음 복부 지방흡입 수술을 받고는 홀쭉해진 배가 마냥 신기했다. 여기저기 뭉쳐 울퉁불퉁하기는 했지만 병원에서 시간이 지나면 다 풀려 평평해진다고 해서 크게 걱정하지 않았다. 그런데 6개월이 지나고 1년이 지났는데도 여전히 울퉁불퉁해 고민이 많았다. 특히 아랫배는 심하게 꺼져 더욱 눈에 거슬렸다. 다행히 지방을 너무 많이 빼서 움푹해진 것이 아니어서 불룩한 부분에서 추가로 지방을 더 빼주는 방법으로 울퉁불퉁함을 해결했다.

재수술 후 달라진 허리 라인

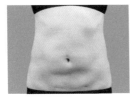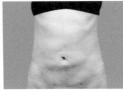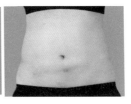

재수술 전(왼쪽), 재수술 3개월 후(가운데), 재수술 9개월 후(오른쪽)

case 2
불룩한 윗배, 추가 흡입으로 매끈하게

복부 수술을 할 때는 배꼽 주변의 지방을 충분히 빼야 날씬하고 예쁜 배를 만들 수 있다. 김수아(가명) 씨의 경우는 배꼽 밑 부분의 지방도 남아 보이지만, 윗부분이 상대적으로 많이 남아 윗배가 볼록하고 배꼽 모양도 예쁘지 않았다. 배꼽 위를 중심으로 충분히 지방을 빼주자 복부 라인이 매끈하게 다듬어지고, 배꼽 크기도 작아 보였다. 옆구리 라인도 흡입하여 전체적인 라인도 슬림해졌다.

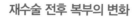

재수술 전후 복부의 변화

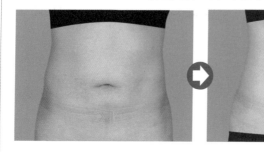

재수술 전(왼쪽)과 후(오른쪽) 앞모습

재수술 전후 복부 라인 변화

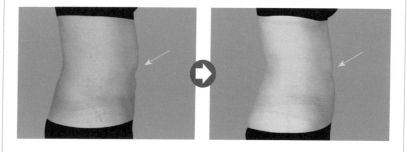

재수술 전(왼쪽)과 후(오른쪽)

굴곡진 복부 라인, 연속성 살리기

울퉁불퉁함도 여러 가지 유형이 있는데, 최진혜(가명) 씨는 아랫배가 여러 층으로 굴곡이 진 형태였다. 윗배에서 아랫배로 이어지는 라인이 죽 매끄럽게 이어지지 않고 뚝뚝 끊어져 보기가 좋지 않았다. 주로 지방흡입을 할 때 캐뉼라를 절개선에서부터 멀리까지 한 번에 왔다 갔다 하지 않고, 끊어서 왔다 갔다 했을 때 이런 현상이 발생한다. 재수술 후 복부 연속성을 많이 살려 한결 매끈해졌다.

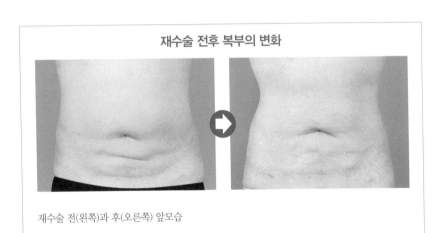

재수술 전후 복부의 변화

재수술 전(왼쪽)과 후(오른쪽) 앞모습

■ 보기 싫은 러브핸들의 재탄생

배에 살이 찌면 옆구리와 허리에도 살이 붙는다. 허리 라인을 중심으로 둥글게 살이 찐 모습이 마치 타이어를 허리에 낀 것 같은 모양이다. 연인들이 허리를 껴안았을 때 손이 닿는 부위여서 '러브핸들(love handle)'이라는 이름으로 많이 불린다.

복부 지방흡입 수술을 할 때 꼭 신경 써야 할 부분이 이 러브핸들이다. 불룩 나온 배의 지방을 골고루 빼서 평평하게 일자로 만드는 것이 기본이다. 아름다운 몸매를 만들려면 허리선이 잘록해야 하는데, 러브핸들을 그대로 두고서는 불가능한 일이다.

그런데 러브핸들을 제대로 처리하지 못해 재수술을 고민하는 분들이 상당히 많다. 러브핸들은 복부와는 달리 등으로 이어지는 곡선이어서 골고루 지방을 빼기가 어렵다. 그러다 보니 러브핸들 부위가 움푹 파이기도 하고, 허리 라인이 매끄럽지 않거나 러브핸들이 남아 있는 경우가 허다하다. 러브핸들을 처리할 때는 무조건 지방을 많이 빼는 것이 능사가 아니다. 자연스러운 허리 라인을 먼저 고려하면서 지방을 최대한 빼야 잘록하고 아름다운 허리를 만들 수 있다.

러브핸들 함몰

　복부 지방흡입을 하다 보면 엉덩이 윗부분인 러브핸들 부위에 함몰이 발생하여 인위적인 경계가 생기는 경우가 있다. 두툼하게 삐져나왔던 러브핸들은 없어졌지만 이렇게 파여 경계가 생기면 보기 싫은 것은 마찬가지다. 등쪽 러브핸들을 처리하려면 뒤쪽도 절개해야 하는데, 꼬리뼈 부근에 내는 경우가 많다. 이 절개 부위에서 먼 곳부터 지방을 빼고 가까운 부위를 나중에 빼야 하는데, 가까운 부위부터 지방을 뺐을 때 이런 현상이 나타난다.

　박나영(가명) 씨는 러브핸들이 함몰돼 재수술을 했다. 다행히 파인 부위 위에 지방이 남아 있어 이식을 하지 않고 윗부분의 지방을 빼서 평평하게 만들 수 있었다.

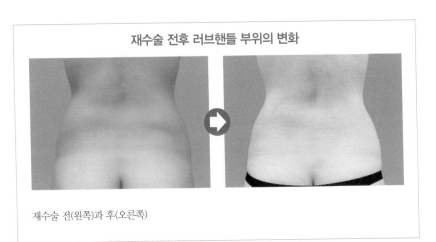

재수술 전후 러브핸들 부위의 변화

재수술 전(왼쪽)과 후(오른쪽)

이해선(가명) 씨도 박나영 씨와 마찬가지로 러브핸들 함몰로 재수술을 받았다. 러브핸들 하방부가 심하게 파였었는데, 재수술로 러브핸들뿐만 아니라 등의 라인도 개선되었다.

재수술 전후 러브핸들 부위의 변화

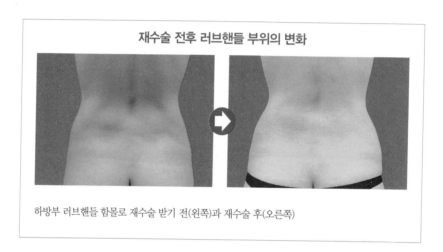

하방부 러브핸들 함몰로 재수술 받기 전(왼쪽)과 재수술 후(오른쪽)

case 2 러브핸들 경계부 처리 미숙으로 3자 모양 형성

러브핸들을 예쁘게 처리하려면 허리에서 등과 엉덩이로 이어지는 경계부를 잘 처리해야 한다. 러브핸들을 길게 잡고 절개 부위에서 먼 곳부터 빼야 하는데, 짧게 잡아 지방을 충분히 못 빼면 옆구리 허리 라인이 3자 모양이 될 수 있다.

지방을 덜 빼 3자 모양이 된 것이라면 튀어나온 부분의 지방을 더 빼면 된다. 하지만 골반 뼈가 튀어나와 3자가 된 것이라면 더 이상 뺄 지방이 없기 때문에 이식을 해야 한다. 이런 불상사를 막으려면 러브핸들에서 지방을 뺄 때 제일 뼈가 많이 튀어나온 부분부터 빼고 그것에 맞춰 라인을 살리면서 지방을 흡입해야 만족스러운 허리 라인을 만들 수 있다.

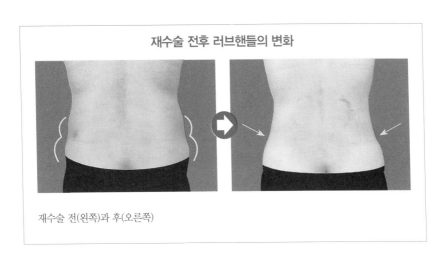

재수술 전(왼쪽)과 후(오른쪽)

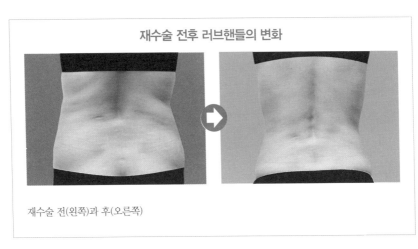

재수술 전(왼쪽)과 후(오른쪽)

상부 러브핸들 볼륨감 줄이고 하부 러브핸들 경계 제거

러브핸들은 S라인을 무너뜨리는 주범이다. 신수자(가명) 씨는 1년 전에 복부와 러브핸들 지방흡입을 할 때 충분히 빼지 않기도 했고, 이후 체중이 늘면서 허리가 거의 사라져 재수술을 한 경우다. 복부에서 1,000cc, 러브핸들에서 600cc를 빼자 허리가 잘록하게 들어갔고, 울퉁불퉁 예쁘지 않던 하부의 경계를 없애자 날씬하고 매끈한 허리 라인이 완성되었다.

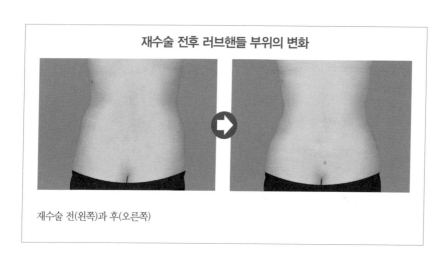

재수술 전후 러브핸들 부위의 변화

재수술 전(왼쪽)과 후(오른쪽)

☐ 아랫배만 볼록할 때는 미니 지방흡입 가능

복부 지방흡입 수술을 잘했는데도 아랫배가 충분히 빠지지 않아 아랫배 일부만 볼록한 경우가 있다. 이런 경우 재수술은 그리 어렵지 않다. 주로 배꼽을 절개하고 볼록한 부위에서 지방을 빼주면 매끈해진다. 이처럼 복부 어느 한 부위에서만 지방을 빼는 것을 '미니 지방흡입'이라 한다.

case 1 살짝 나온 아랫배가 쏘옥

이지민(가명) 씨는 복부 지방흡입을 처음 할 때 충분히 빠지지 않아 아랫배가 살짝 나온 경우였다. 남아 있는 지방을 추가로 빼주어 군살 없는 매끈한 복부를 만들 수 있었다.

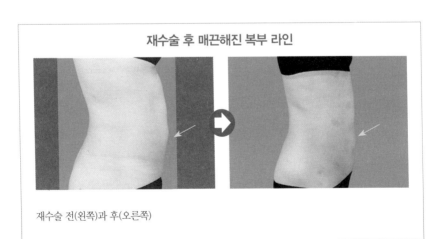

재수술 후 매끈해진 복부 라인

재수술 전(왼쪽)과 후(오른쪽)

case 2

300cc만 뺐는데도 아랫배가 매끈해졌어요

최이선(가명) 씨는 아랫배만 보기 싫게 나와 재수술을 했다. 남아 있는 지방이 많지는 않아 미니 지방흡입으로 300cc가량 빼고 눈에 거슬리던 아랫배를 매끈하게 다듬었다.

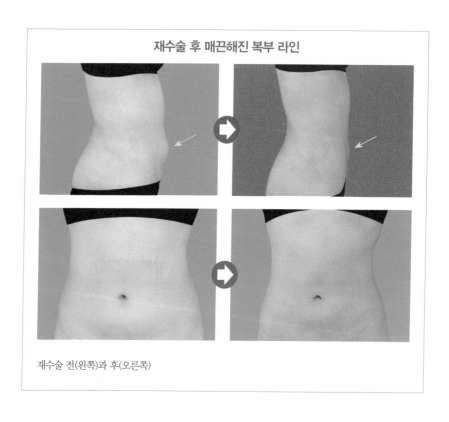

재수술 후 매끈해진 복부 라인

재수술 전(왼쪽)과 후(오른쪽)

복부는 근육만 남기고 다 빼도 OK

지방을 많이 빼면 피하지방 밑에 있는 근육이 도드라져 보이기 쉽다. 복부도 마찬가지다. 복부 지방을 흡입하면 경우에 따라서 복근이 드러나는데, 남성은 말할 것도 없고 여성들도 복근이 보이는 것을 싫어하지 않는다. 남녀 불문하고 복근을 만들고 싶어 하는 분들이 많으니, 복부 지방흡입을 할 때는 위와 아래 경계부만 정해놓고 안쪽 부위 모두에서 지방을 다 빼면 된다. 단 복부를 평평하게 하려면 상하, 좌우 대칭으로 균형 있게 빼야 한다.

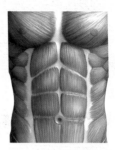

복근

물론 지방흡입만으로 보디빌더의 복근을 만드는 것은 불가능하다. 지방흡입 후 유산소 운동과 복부 근력운동을 병행하는 것이 가장 좋은 방법이다.

02 ▾ 허벅지, 사이즈와 라인 모두 중요하다

복부와 더불어 가장 지방흡입 수술을 많이 하는 부위가 '허벅지'이다. 허벅지는 살이 찌기는 쉽지만 어지간해서는 잘 빠지지 않는다. 특히 하루 대부분을 의자에 앉아 보내는 분들은 더더욱 허벅지 살을 빼기가 어렵다. 자극을 받아야 지방 분해가 촉진되는데, 앉아 있는 동안에는 허벅지에 자극이 가해지지 않기 때문이다. 더군다나 허벅지 외측인 승마는 복부의 러브핸들처럼 쉽게 빠지지 않는 부위 중 하나이다. 짬을 내서 운동을 하는 것도 한계가 있다 보니 결국 지방흡입 수술에 의지해 허벅지 살을 빼는 분들이 많다.

하지만 허벅지 지방흡입 수술은 까다롭다. 무조건 지방을 많이 뺀다고 날씬하고 예쁜 허벅지가 탄생하는 것이 아니다. 전체적인 각신미를 고려하며 지방을 빼야 하는데, 지방을 빼는 데만 집중해 사이즈는 줄었지만 예쁘지 않아 재수술을 고민하는 분들이 많다.

그뿐만 아니라 허벅지는 위로는 엉덩이, 아래로는 종아리와 연결되는 부위여서 엉덩이에서 종아리까지 내려오는 라인을 고려해 수술해야 한다. 신체의 모든 부위는 단독적으로 존재하지 않는다. 주변부와 연결되는 부분을 고려해서 수술을 해야 하며 그래야만 경계부가 턱이 지거나 함몰되는 불상사를 막을 수 있다. 허벅지에만 신경 써 엉덩이가 예쁘지 않거나 무릎 주변 라인이 보기 싫어 재수술을 하는 경우도 적지 않다.

■ 울퉁불퉁한 허벅지, 박리술과 이식으로 교정

허벅지는 복부에 비해 지방흡입 수술이 까다롭다. 원통형 구조인 데다 지방 분포가 균일하지 않고 부분부분 두께가 얇은 부분이 존재하기 때문에 전체적으로 골고루 지방을 빼기가 쉽지 않다. 그뿐만 아니라 골격 및 근육의 윤곽으로 굴곡이 심한 부위여서 지방을 뺄 때 특히 더 조심해야 한다. 사이즈에 집중한 나머지 과도하게 지방을 빼면 근육이 드러나 허벅지가 울퉁불퉁해지기 쉽다. 허벅지 근육과 근육 사이의 지방은 남겨놓아야 매끈한 허벅지를 만들 수 있다.

지방을 고르게 빼지 않아 울퉁불퉁해졌다면 고르게 다시 빼주기만 해도 상태가 호전된다. 하지만 과도하게 지방을 뺀 경우라면 지방을 이식해주어야 한다. 그런데 지방을 너무 많이 빼서 유착이 심하면 먼저 유착을 풀어주는 유착 박리술부터 하고 재수술을 해야 원하는 결과를 얻을 수 있다.

허벅지의 경우 과소흡입보다는 과다흡입이 문제가 되는 경우가 더 많다.

특히 허벅지 앞쪽은 요철이 생기기 쉬운 부분이다. 앞쪽이 자갈길같이 울퉁불퉁하게 변한 경우에는 박리와 함께 전반적으로 지방을 이식해주는 것이 최선의 방법이다.

case 1 길게 푹 파인 허벅지 앞, 이식으로 매끈하게

박상화(가명) 씨는 허벅지 앞판이 심하게 울퉁불퉁하지는 않았지만 윗부분에 길게 파인 듯한 라인이 보여 눈에 거슬렸다. 전체적으로 골고루 지방을 빼지 않고 부분적으로 더 많이 빼서 생긴 현상이었다. 다행히 유착이 심하지 않아 허벅지 앞판에 지방을 이식해 요철을 교정하고 매끈한 허벅지를 만들 수 있었다.

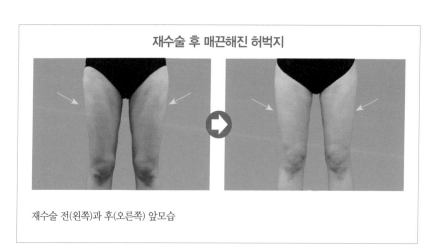

재수술 후 매끈해진 허벅지

재수술 전(왼쪽)과 후(오른쪽) 앞모습

울퉁불퉁한 허벅지의 변신

지은숙(가명) 씨는 허벅지 뒤가 특히 울퉁불퉁해 고민이 많았다. 일반적으로 지방흡입을 하면 셀룰라이트도 어느 정도 개선이 되지만 충분한 양의 지방흡입을 하지 않아서인지, 수술 후에도 허벅지 뒤의 울퉁불퉁함이 그대로였다고 고민을 토로했다. 재수술 후 허벅지 뒷부분의 셀룰라이트가 개선되어 매끄러운 라인을 만들 수 있었다.

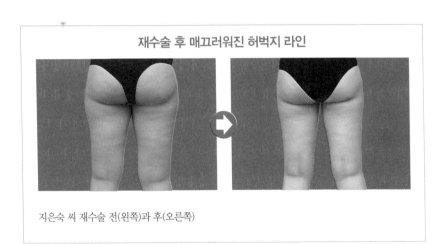

재수술 후 매끄러워진 허벅지 라인

지은숙 씨 재수술 전(왼쪽)과 후(오른쪽)

☐ 과다흡입으로 망가진 라인 다듬기

많은 여성이 스키니진도 거뜬하게 들어갈 수 있는 날씬한 허벅지를 원한다. 그런 바람에 부응하고자 지방을 많이 빼다 보면 라인이 망가지기 쉽다.

보통 허벅지 위쪽, 무릎 위, 승마살은 다 빼도 괜찮다. 하지만 허벅지 안쪽 중간 부분은 위, 아래와의 연결성을 보면서 순차적으로 지방을 흡입해야 된다. 허벅지는 위쪽이 굵은 원뿔 모양의 근육이 하부 구조물을 형성하고 있다. 따라서 허벅지 안쪽 중간 부위를 많이 흡입한 후 윗부분을 흡입하면, 가운데 만큼 위쪽이 흡입되지 않아 가운데 부위가 꺼져 보이는 현상이 발생한다.

현실적인 허벅지 라인 디자인이 중요

날씬하고 예쁜 허벅지 라인을 만들기 위해서는 어느 선까지 지방을 뺄 것인가를 디자인 해야 한다. 그러려면 허벅지 근육의 모양을 이해해야 한다. 허벅지 근육은 앞에서 보았을 때 일자로 떨어지지 않고 완만한 곡선을 그린다. 이를 감안하지 않고 라인을 안쪽으로 좁게 디자인하고 지방을 빼면 근육으로 인해 튀어나온 부분은 그대로 불룩하고 그렇지 않은 부분은 너무 많이 들어가 파인 것처럼 된다. 사이즈는 좀 덜 줄더라도 조금 넉넉하게 라인을 디자인하는 것이 좋다.

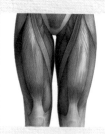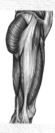

허벅지 근육 윤곽. 지방을 다 빼면 이 근육
윤곽이 도드라져 허벅지 모양이 예쁘지 않다.

case 1 허벅지 양쪽 라인 비대칭

　　양해숙(가명) 씨의 경우 양쪽 허벅지가 한눈에 봐도 두께가 다를 정도로 차이가 많이 났다. 왼쪽은 허벅지 외측인 승마 쪽 지방을 덜 빼고, 양쪽 모두 허벅지 안쪽을 덜 빼 라인이 매끄럽지 않았다. 지방을 덜 빼내어 굵은 왼쪽 허벅지는 승마 부위의 지방을 더 빼고, 양쪽 모두 안쪽의 지방을 더 흡입하여, 균형을 맞추면서 아름다운 허벅지 라인을 완성했다.

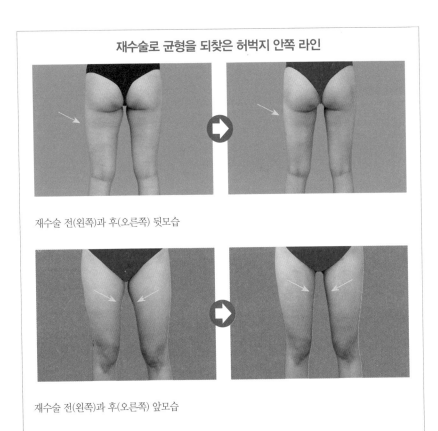

재수술로 균형을 되찾은 허벅지 안쪽 라인

재수술 전(왼쪽)과 후(오른쪽) 뒷모습

재수술 전(왼쪽)과 후(오른쪽) 앞모습

case 2 — 허벅지 안쪽, 바깥쪽 과흡입

허벅지 안쪽은 물론 바깥쪽 모두에서 지방을 많이 뺀 경우다. 바깥 라인은 얼핏 보면 일자인 듯이 보이지만 라인이 조금 안쪽으로 길게 움푹 들어가 있다. 안쪽은 허벅지 위쪽에 볼록하게 남아 있는 지방을 더 빼고, 바깥쪽은 이식하는 방법으로 라인을 다듬었다.

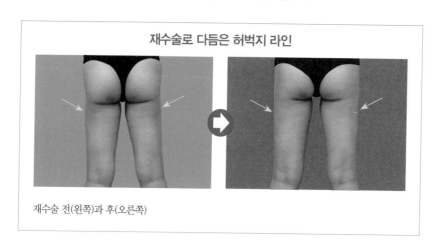

재수술로 다듬은 허벅지 라인

재수술 전(왼쪽)과 후(오른쪽)

case 3 — 허벅지 상방 경계부 과흡입

김민수(가명) 씨는 허벅지 외측의 상방 경계부(엉덩이와 허벅지가 연결되는 부위)에서 지나치게 지방을 많이 빼 라인이 예쁘지 않은 경우다. 또 경계부 밑 지방이 많아 라인이 자연스럽지 않다. 경계부 아래로 이어지는 허벅지에서 지방을 골고루 더 뺀 결과, 매끈한 라인을 만들 수 있었다.

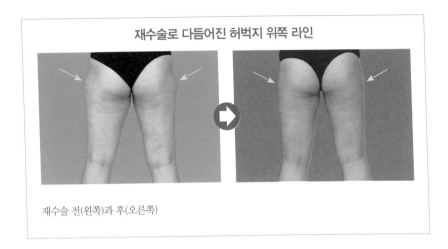

재수술로 다듬어진 허벅지 위쪽 라인

재수술 전(왼쪽)과 후(오른쪽)

수술 중 라인 확인이 중요!

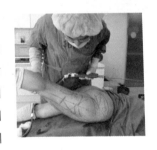

피부가 매끈하고, 라인이 예쁜 허벅지를 만들기 위해서는 수술 도중 라인을 꼭 확인해야 한다. 허벅지 안쪽과 바깥쪽 라인을 확인하는 방법은 다르다. 허벅지 안쪽은 허벅지를 들어 수직으로 보면 알 수 있다. 허벅지가 바닥에 닿아 있는 상태에서는 울퉁불퉁함이 심하지 않으면 구분이 잘 안 간다. 하지만 허벅지를 들면 미세한 울퉁불퉁함이라도 극대화되기 때문에 확인이 가능하다. 이 방법과 더불어 허벅지 바깥쪽은 손으로 쓸어봐서 매끄러우면 거의 문제가 없다.

◻ 과소흡입은 더 빼면 OK!

허벅지는 원통형이어서 평평한 복부에 비해 지방을 빼기가 어렵다. 지방을 흡입하는 캐뉼라가 직선이어서 둥근 모양의 허벅지 구석구석 왔다 갔다 하는 데 한계가 있기 때문이다. 또한 허벅지 근육이 드러나지 않도록 적당히 지방을 남겨야 한다는 점을 지나치게 의식해 조심하다 보면 충분히 지방을 빼지 못해 사이즈가 만족스럽지 않을 수 있다.

지방을 덜 빼 여전히 허벅지가 두껍거나 라인이 자연스럽지 않은 경우라면 교정이 비교적 쉽다. 지방을 더 빼주기만 해도 훨씬 예쁘고 날씬한 허벅지를 만들 수 있다.

case 1 허벅지 상부 과소흡입

해당 환자분은 원래 상체에 비해 허벅지가 두꺼운 하체비만 스타일이어서 처음 지방흡입 수술을 할 때 꽤 많은 양의 지방을 뺐다고 하는데도 여전히 지방이 많이 남은 상태였다. 특히 승마살과 허벅지 상부가 두꺼웠는데, 추가로 지방을 더 빼 허벅지가 한층 슬림해졌다.

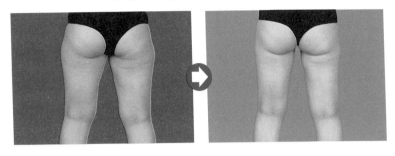

재수술 후 슬림하게 변한 허벅지 라인

재수술 전(왼쪽)과 후(오른쪽)

case 2
두껍고 라인이 울퉁한 허벅지 교정

허벅지 지방흡입을 할 때는 허벅지 외측 부분인 승마살을 최대한 없애야 라인이 예쁘게 빠진다. 승마살은 엉덩이 옆라인으로부터 허벅지까지 길게 이어져 있는데, 지방흡입을 할 때 승마살 길이를 짧게 잡고 캐뉼라를 왔다 갔다 하면서 빼면 지방도 덜 빠지고 라인도 자연스럽지 않다. 승마살을 허벅지 외측 하단부까지 길게 보고, 전체적으로 허벅지 지방을 빼줌으로써 허벅지 라인도 살리고 사이즈도 대폭 줄였다.

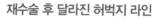

재수술 후 달라진 허벅지 라인

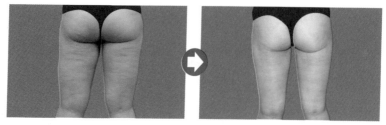

재수술 전(왼쪽)과 후(오른쪽)

case 3 허벅지와 무릎 안쪽 라인 개선

    허벅지에 살이 찌면 허벅지 안쪽이 붙어 보기 흉하다. 그래서 충분히 지방을 빼주어야 하는데 남기면 허벅지가 둔탁해 보인다. 최수진(가명) 씨의 경우 허벅지 안쪽과 무릎 주변에 남아 있는 지방을 빼자 달라붙어 있던 허벅지 안쪽이 떨어지고 라인도 한결 슬림하게 빠졌다.

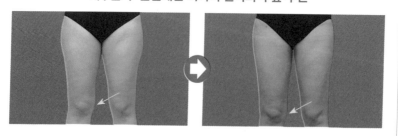

재수술 후 슬림해진 허벅지 안쪽과 무릎 주변

재수술 전(왼쪽)과 후(오른쪽)

◻ 허벅지 바나나폴드 예쁘게 수정하기

바나나폴드란 엉덩이와 허벅지가 연결된 부위에 다양한 원인으로 엉덩이 밑 주름이 두 겹으로 겹치는 것을 말한다. 이런 바나나폴드는 지방흡입으로 교정할 수도 있지만 거꾸로 수술을 잘못하면 없던 바나나폴드가 생길 수도 있으며 비교적 흔하게 발생하는 부작용 중 하나다.

바나나폴드가 있으면 엉덩이도 쳐져 보이고, 허벅지 라인도 예쁘지 않다. 하지만 크게 걱정할 필요는 없다. 엉덩이 밑에 살이 많아 발생한 바나나폴드는 지방을 더 빼면 대부분 해결되기 때문이다. 볼륨은 적고 주름이 깊은 경우에는 이식을 통해 교정하고 예쁜 힙 라인을 만들 수 있다.

case 1 짝짝이 엉덩이 교정

양쪽 다 바나나폴드가 생겨도 보기 싫지만 어느 한쪽에만 바나나폴드가 생기면 더욱 어색하다. 류현경(가명) 씨는 오른쪽 허벅지에만 바나나폴드가 생긴 경우였는데, 역시 지방을 다 빼지 않아 생긴 라인이라 추가로 지방을 더 빼주어 양쪽 균형을 맞출 수 있었다.

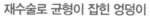

재수술로 균형이 잡힌 엉덩이

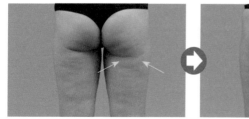

재수술 전(왼쪽)과 후(오른쪽)

case

2

지방이식으로 짝짝이 바나나폴드 교정

바나나폴드는 대부분 지방이 많을 때 잘 생기는데, 지방을 과도하게 뺐을 때도 생길 수 있다. 강지연(가명) 씨의 경우가 그랬다. 오른쪽 엉덩이가 왼쪽에 비해 사이즈도 작고 바나나폴드도 선명했는데, 힙 라인 주변에 지방을 이식해 힙 라인을 교정하고, 바나나폴드도 없앨 수 있었다.

재수술로 교정된 힙 라인

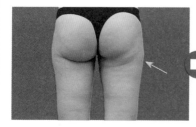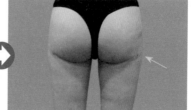

재수술 전(왼쪽)과 후(오른쪽)

◻ 애플 힙 만들기

엉덩이와 허벅지는 바늘과 실처럼 떼려야 뗄 수 없는 관계다. 엉덩이와 허벅지의 조화를 생각하지 않고서는 결코 아름다운 몸매를 완성하기 어렵다. 그래서 엉덩이만을 따로 지방흡입하기도 하지만 대부분 허벅지 지방흡입을 할 때 엉덩이까지 함께 수술하는 경우가 많다. 허벅지만 하면 자칫 엉덩이가 너무 커 보이거나 힙 라인과의 연결이 무너질 수 있기 때문이다.

실제로 엉덩이와 허벅지가 균형이 맞지 않거나 힙 라인이 예쁘지 않아 재수술을 하는 경우가 심심치 않게 있다. 엉덩이나 허벅지의 상태에 따라 지방을 이식 혹은 추가로 빼서 사과처럼 탄력 있고 업된 엉덩이를 만들 수 있다.

힙 주름을 개선해 힙업

고현진(가명) 씨는 힙 주름이 예쁘지 않아 엉덩이가 크지 않음에도 처진 듯한 느낌이어서 고민이 많았다. 엉덩이 아래쪽 지방을 빼고 골반뼈 밑 엉덩이 라인에 살짝 지방을 추가해 힙의 전체적인 라인을 개선하였다.

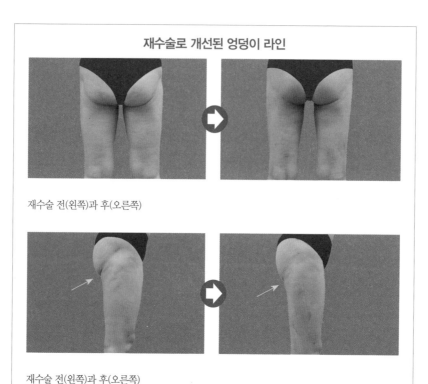

재수술로 개선된 엉덩이 라인

재수술 전(왼쪽)과 후(오른쪽)

재수술 전(왼쪽)과 후(오른쪽)

case 2

짝짝이 힙 라인 교정

채난희(가명) 씨의 경우는 오른쪽 힙 라인이 유난히 더 길었다.
왼쪽 엉덩이 밑 허벅지에서 지방을 빼 좌우 힙 라인의 균형을 맞추었다. 힙
라인 부분의 지방을 흡입해 엉덩이의 상하길이를 줄이는 방법으로 힙업 효과
도 볼 수 있었다.

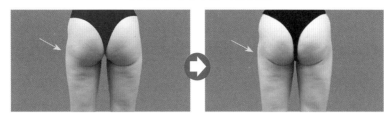

재수술로 짝짝이 힙 라인 교정

재수술 전(왼쪽)과 후(오른쪽)

지방이식으로 힙 라인 교정

지유미(가명) 씨의 경우 과도흡입으로 힙 라인이 깊게 파이고, 힙 라인과 연결되는 허벅지 외측 부위에 볼륨이 남아 전체적인 라인이 부자연스러웠다. 힙 라인에 지방을 이식해 과도한 파임을 교정하였고, 튀어나온 허벅지 외측 부위도 다듬어서 전체적인 라인을 살렸다.

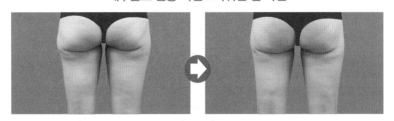

재수술로 한층 자연스러워진 힙 라인

재수술 전(왼쪽)과 후(오른쪽)

tip

바이올린 변형, 지방흡입으로 해결

아름다운 S라인을 만들려면 허리에서부터 엉덩이, 허벅지로 이어지는 라인이 자연스러운 곡선을 그려야 한다. 그런데 원래부터 엉덩이와 허벅지 바깥쪽 상단 부위(승마)가 만나는 경계가 움푹 들어간 형태의 여성분들이 상당수 존재한다. 그 모습이 마치 바이올린과 같아 이런 현상을 바이올린 변형(Violin deformity)이라 부른다.

바이올린 변형은 단순한 다이어트로 해결되지 않는다. 살은 빠져도 움푹 들어갔던 부위는 그대로 유지되는 경우가 많기 때문이다. 완전한 개선은 힘들지만 튀어나온 부분의 지방을 흡입하고 필요시 꺼진 부위에 지방을 이식하는 방법으로 이런 형태를 완화시킬 수 있다.

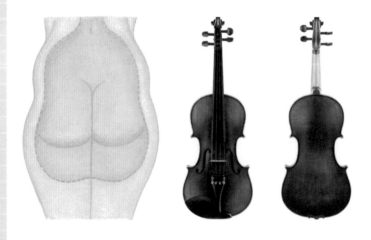

03 ▼ 팔, 어깨에서
일자로 떨어지는
라인 중요

〰〰〰〰〰　팔은 다른 부위보다 쉽게 노출되는 부위여서 두꺼우면 전체적으로 몸매가 둔해 보인다. 특히 여름은 두꺼운 팔 때문에 고민하는 사람에게 반갑지 않은 계절이다. 더운 여름에도 자신 있게 민소매를 입지 못하고 굵은 팔뚝을 가려야 하기 때문이다.

　게다가 팔은 살이 잘 빠지지도 않는다. 상체에 비해서 하체가 살이 잘 안 빠진다고 고민하는 분들만큼이나 팔로 인해 스트레스를 받는 분들도 많다. 열심히 다이어트를 하거나 팔 운동을 해도 큰 효과를 보지 못해 결국 지방흡입에 마지막 희망을 거는 분들이 많다.

　팔은 다른 부위에 비해 효과가 큰 편이다. 지방을 조금만 빼도 사이즈가 많이 준 것처럼 보이기 때문이다. 하지만 팔은 다른 부위에 비해 지방의 양이 적기 때문에 옆, 앞, 뒤 등 전체적인 라인을 잘 살리면서 골고루 빼는 것이 중요하다. 그렇지 않으면 팔 라인이 예쁘지 않거나 일부분이 함몰돼 보기가 좋지 않을 수 있다. 실제로 이런 문제로 재수술을 받는 분들이 많다.

팔은 첫째도 라인, 둘째도 라인이라 해도 과언이 아니다. 성공적으로 팔을 가늘게 만들었어도 노출되는 부위의 라인이 예쁘지 않으면 만족하기가 어렵기 때문이다. 어깨선에서부터 라인이 자연스럽게 일자로 떨어지고, 양팔을 벌렸을 때도 처지지 않고 일자를 유지할 때 가장 아름다운 팔 라인이 완성된다.

◾ 축 늘어지는 날개살이여 안녕~

팔 지방흡입을 할 때는 전체적으로 골고루 지방을 빼야 한다. 그런데 지방이 잘 빠진다고 무조건 다 빼서는 안 된다. 전체적인 라인을 고려하며 남겨둘 곳은 남기고, 다 빼야 하는 곳은 다 빼야 한다. 자연스럽게 양팔을 내려 차렷 자세를 취했을 때 어깨선에서 일자로 내려오는 라인 밖으로 삐져나온 지방은 다 빼야 하는데, 다 빼지 못하면 라인이 예쁘지 않고, 무엇보다 팔을 들었을 때 축 늘어지는 날개살이 남아 있으면 보기 싫다. 날개살은 지방을 더 빼주는 것만으로도 대부분 많이 개선된다.

지방 추가 흡입으로 날개살 교정

　왕 팔뚝이었던 전혜정(가명) 씨는 지방흡입 후 전보다 두께는 가늘어졌지만 팔을 들면 날개살이 늘어져 재수술을 했다. 팔 상방 경계부를 중심으로 지방을 더 빼 사이즈도 줄이고 라인도 일자로 예쁘게 다듬었다.

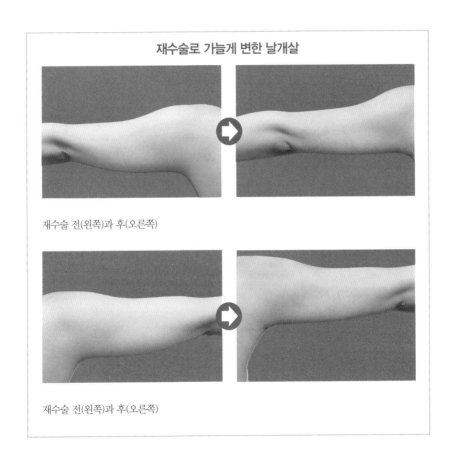

재수술로 가늘게 변한 날개살

재수술 전(왼쪽)과 후(오른쪽)

재수술 전(왼쪽)과 후(오른쪽)

case 2 체중증가로 늘어진 팔 교정

김희선(가명) 씨는 첫 지방흡입 수술을 잘못했다기보다는 체중이 증가하여 날개살이 부각된 경우였다. 재수술 전 사진이 마치 지방흡입을 한 적 없는 팔처럼 보이는 것도 이런 이유 때문이다. 지방을 빼자 불룩하게 늘어져 있던 팔에 탄력이 붙으면서 사이즈도 가늘어졌다.

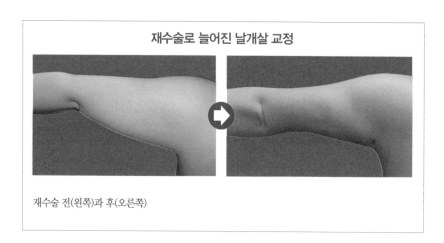

재수술로 늘어진 날개살 교정

재수술 전(왼쪽)과 후(오른쪽)

case 3 라인과 날개살 두 마리 토끼 잡기

박주영(가명) 씨는 지방을 충분히 빼지 않아 어깨에서 내려오는 라인도 불룩하고, 무엇보다 팔을 들었을 때 날개살이 많아 너무 둔탁해보여 고민이 많았다. 재수술을 할 때 양팔에서 상당한 양의 지방이 흡입되었다.

관리를 잘못한 탓도 있지만 처음 수술할 때 지방을 많이 남겨두어 재수술임에도 꽤 많은 양의 지방이 나왔고, 사이즈가 비교적 큰 폭으로 줄었다. 등의 가운데 부분인 브래지어 라인도 흡입을 했다면 전체적인 상체 라인 개선 효과가 더 컸을 것이다.

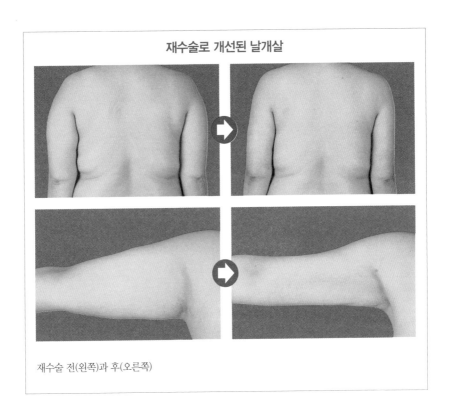

재수술로 개선된 날개살

재수술 전(왼쪽)과 후(오른쪽)

☐ 과다흡입으로 인한 함몰 복구

지방의 양이 많지 않고, 원통형인 팔에서 지방을 골고루 빼기란 쉽지 않다. 그러다 보니 지방이 잘 빠지는 부위에서는 더 많이 빼고, 섬유질이 많아 잘 빠지지 않는 부위에서는 덜 빼는 경우가 생긴다. 또한 팔 라인을 예쁘게 만들려는 욕심에 두꺼운 부위에서 집중적으로 지방을 빼다 보면 그 부분이 함몰되는 경우가 있다.

과다흡입으로 함몰되었을 때는 주로 지방을 이식해 복구한다. 함몰된 부위 주변에서 지방을 더 뺄 수 있는 여력이 있으면 지방을 빼서 평평하게 만들 수도 있다.

case 1 | 삼두박근 후방 과다흡입으로 인한 함몰 교정

삼두박근은 위팔 뒤쪽에 있는 커다란 근육이다. 남성이라면 일부러라도 삼두박근을 키워 도드라지게 만들지만 여성은 다르다. 삼두박근이 드러나면 우락부락한 느낌이 드는데, 이정순(가명) 씨의 경우 삼두박근 뒤쪽에서 지방을 너무 많이 빼 삼두박근 윤곽이 드러나고, 그 밑은 움푹 들어가 보기가 싫었다. 근육 때문에 튀어나온 부분에서는 더 이상 지방을 빼기가 어려우므로 함몰된 부위에 지방을 이식해 평평하게 만들었다.

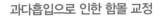
과다흡입으로 인한 함몰 교정

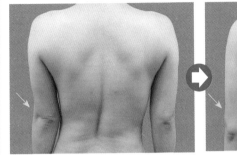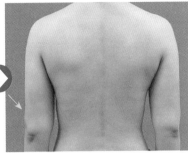

재수술 전(왼쪽)과 후(오른쪽)

case 2 팔 상방 경계부 함몰 교정

　팔 라인을 예쁘게 만들기 위해 가장 신경 써야 할 부분이 어깨 선에서 팔로 내려오는 라인이다. 팔이 두꺼운 분들의 경우 팔 아래보다는 어깨와 이어지는 위쪽에 지방이 많은 편이다. 그래서 무리하게 팔 위쪽에서 지방을 많이 빼다 보면 어깨와 팔이 이어지는 경계부가 움푹 파일 수 있다. 김하늘(가명) 씨가 그런 경우인데, 함몰된 부위에 지방을 이식해 최대한 평평하게 복구했다.

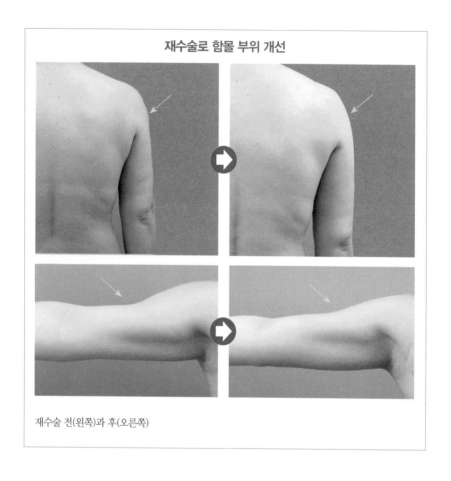

재수술로 함몰 부위 개선

재수술 전(왼쪽)과 후(오른쪽)

◻ 울퉁불퉁한 팔 라인을 미끈하게

어느 부위나 마찬가지지만 지방흡입으로 사이즈는 줄어도 팔 라인이 울퉁불퉁하다면 만족도가 대폭 떨어질 수밖에 없다. 팔 라인을 매끈하게 만들려면 지방흡입을 할 때 수시로 확인해야 한다. 팔 라인은 안쪽을 촘촘하게 핀치하면 매끈한지 아닌지 확인할 수 있다. 핀치를 했을 때 비슷한 두께로 잡히면 대부분 매끈한 라인이 나온다. 바깥쪽은 차렷 자세를 취했을 때 울퉁불퉁하지 않으면 크게 걱정할 것은 없다.

팔 라인을 예쁘게 만들려면 상방 경계부를 잘 잡아야 한다. 팔 외측 부위도 허벅지 외측 부위인 승마와 마찬가지이다. 아래 사진처럼 무조건 팔을 얇게 만들 욕심에 목표 라인을 너무 안쪽으로 잡으면(빨간 점선) 팔과 어깨 경계 부위는 함몰되고 삼각근 부위는 남아 불룩해지면서 부자연스러운 라인이 만들어진다.

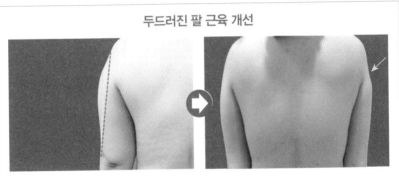

두드러진 팔 근육 개선

팔 라인을 잡을 때는 너무 무리하게 잡아서는 안 된다(왼쪽). 팔 근육이 두드러져 라인이 보기 싫다(오른쪽).

case 1 삼두근과 겨드랑이 선 정리

팔의 지방만 뺀다고 팔 라인이 예뻐지는 것은 아니다. 팔에 지방이 많으면 팔과 인접한 겨드랑이에도 지방이 쌓여 볼록해진다. 겨드랑이가 볼록하면 민소매를 입었을 때 삐져나와 보기 싫고 경우에 따라서는 겨드랑이 지방 볼륨으로 인해 팔이 들려 전체적인 상체가 커져 보이기 때문에 수술을 할 때 함께 정리해주면 좋다. 신희경(가명) 씨가 이런 경우로, 재수술을 할 때 삼두근 주변에 남아 있는 지방과 함께 겨드랑이, 뒷볼록, 브라 라인 지방을 함께 흡입해 매끈한 팔과 상체 라인을 만들었다.

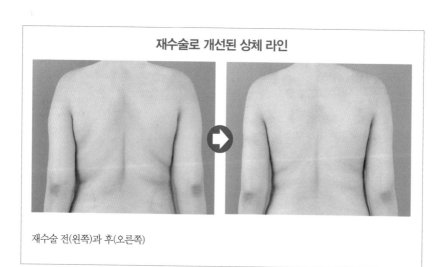

재수술로 개선된 상체 라인

재수술 전(왼쪽)과 후(오른쪽)

case 2

팔꿈치 부위 과소흡입

보통 팔 지방흡입을 할 때는 위쪽에 지방이 많이 몰려 있어 어깨 아래 팔 상방부에서 주로 지방을 빼게 된다. 하지만 팔꿈치 주변에서도 꼼꼼하게 지방을 빼야 한다. 팔꿈치 주변은 팔꿈치 관절 구조물 때문에 흡입을 해도 완전한 일자라인보다는 완만한 형태로 남기도 한다. 또한 팔꿈치 뼈 제일 높은 부분을 기준으로 적당히 지방을 남겨 놓아야 팔꿈치 경계 부분의 라인이 움푹 들어가지 않는다. 하지만 너무 지방을 많이 배 팔꿈치 뼈가 두드러질 것을 걱정해 적게 빼면 팔꿈치 주변이 불룩해 보기 흉하다. 박성신(가명) 씨의 경우가 전형적인 예로 팔꿈치 주변에 남아 있는 지방을 빼자 팔 라인이 한결 자연스러워졌다.

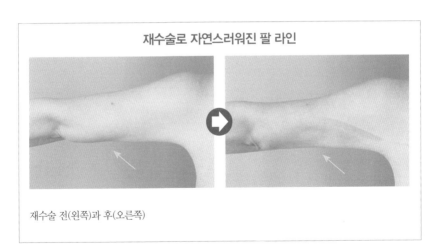

재수술로 자연스러워진 팔 라인

재수술 전(왼쪽)과 후(오른쪽)

case 3

팔 상부 볼륨을 줄여 자연스러운 일자 라인 완성

5년 전에 전신 지방흡입을 하고, 결과도 만족스러웠는데, 체중이 10㎏이 늘면서 볼륨도 커지고, 라인도 울퉁불퉁해졌다. 다행히 유착은 심하지 않아 팔에서 전체적으로 고루 지방을 뺄 수 있었다. 지방이 많이 붙어 있던 삼두근과 브라 라인을 정리해 자연스럽고 예쁜 일자 라인을 만들었다.

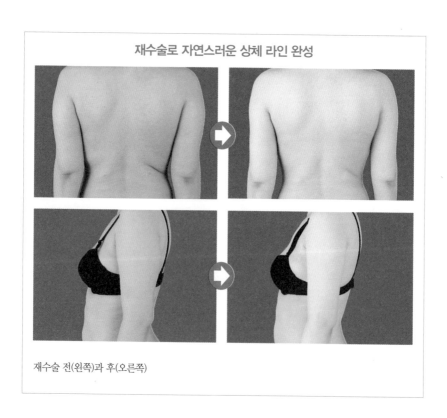

재수술로 자연스러운 상체 라인 완성

재수술 전(왼쪽)과 후(오른쪽)

case 4

전체적인 볼륨감 줄이고, 라인 개선

　　홍화연(가명) 씨는 삼두박근이 있는 팔 중간부가 튀어나와 둔탁해보이고 라인도 예쁘지 않아 재수술을 했다. 팔 지방흡입을 하면서 볼록하게 지방이 쌓인 겨드랑이 밑을 함께 다듬어 전체적으로 볼륨감이 줄고, 라인도 한결 매끈해졌다.

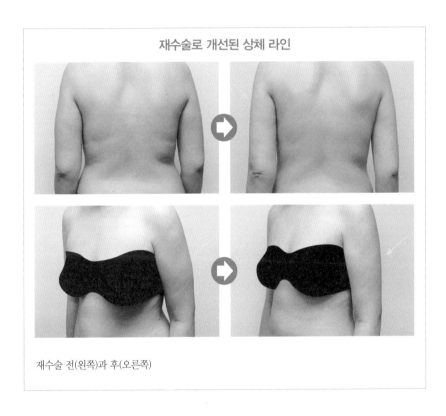

재수술 전(왼쪽)과 후(오른쪽)

360도 흡입으로 빈틈없는 팔 라인 완성

강원영(가명) 씨의 경우에는 팔의 전체적인 볼륨감이 고민이었다. 보통 사이즈가 크지 않으면 잘 도드라져 보이지 않는 앞팔 부분에도 지방이 축적되어 있어 개선할 필요가 있었다. 팔을 360도 입체적으로 흡입하면서 앞팔살 부분도 슬림해져 빈틈없는 팔 라인을 완성하였다.

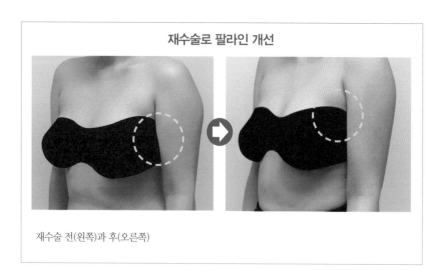

재수술로 팔라인 개선

재수술 전(왼쪽)과 후(오른쪽)

tip

팔꿈치와 무릎 같은 관절 부위 재수술

팔꿈치와 무릎 같은 관절을 움직이려면 여분의 피부가 있어야 한다. 만약 관절면 만을 덮을 만큼의 피부만 있다면 관절을 굽혔다 펴기가 어려울 것이다. 하지만 이 여분의 피부 때문에 관절 주변부가 더 볼록해 보이기도 한다. 물론 피부밑에는 어느 정도의 지방이 있기 때문에 세심하게 지방을 흡입하면 볼록한 느낌을 완화시킬 수 있고, 경우에 따라서는 평평한 느낌까지 살릴 수 있다. 하지만 고객의 특성을 고려하지 않은 채 관절 주변부의 지방을 다 흡입해버리면 팔꿈치나 무릎 위쪽으로 경계가 지거나 꺼짐이 발생하여 보기 싫은 모양이 남기 쉽다. 이런 경우에도 관절 바로 밑 피부 쪽에 지방이 남아 있다면 최대한 조심스럽게 제거하고, 꺼진 부위는 이식을 통해서 부드러운 라인을 얻을 수 있다.

■ 괴사한 팔 조직, 이식으로 복구

괴사는 지방흡입으로 일어날 수 있는 비교적 심각한 부작용 중 하나다. 팔은 다른 부위보다 피부가 얇고 지방층도 두껍지 않아 특히 더 괴사가 일어날 위험이 큰 부위다. 지방흡입으로 피부 괴사가 일어나는 경우는 극히 드물지만 괴사가 생기면 피부가 울퉁불퉁해지고 흔적이 남는다. 괴사가 심한 경우에는 화상에 준하는 치료를 해야 하지만 대부분 지방이식으로 피부의 요철(울퉁불퉁함)은 많이 좋아질 수 있다.

case 1 지방흡입으로 괴사한 조직 지방이식으로 복구

변미혜(가명) 씨는 워낙에 피부가 얇아 살짝만 스쳐도 상처가 나는 분이었다. 그랬던 분이기에 팔 지방흡입 후 안쪽에 비교적 광범위한 괴사가 진행돼 꽤 오랫동안 마음고생을 했다. 처음에는 흉터처럼 괴사 흔적이 뚜렷했지만 1년이 지나자 많이 희미해졌다. 하지만 피부가 심하게 울퉁불퉁해 고민 끝에 재수술을 결심했다. 울퉁불퉁한 부위에 지방을 이식해 피부 표면이 한결 매끈해졌다.

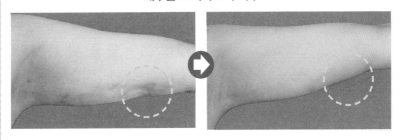

재수술로 괴사조직 복구

재수술 전(왼쪽)과 후(오른쪽)

물소혹, 지방흡입과 함께 사라지다

보통 지방흡입은 복부, 허벅지, 팔을 많이 하지만 요즘에는 등도 많이 한다. 등도 어지간히 살이 안 빠지는 부위여서 브래지어 라인을 중심으로 살이 불룩하게 늘어지기 쉽고, 등쪽 러브핸들도 큰 고민거리다. 여기에 한 가지가 더 있다. 간혹 목과 등이 연결되는 부위에 유난히 지방이 많아 불룩한 경우가 있는데, 이것 때문에 고민하는 분들이 생각보다 많다.

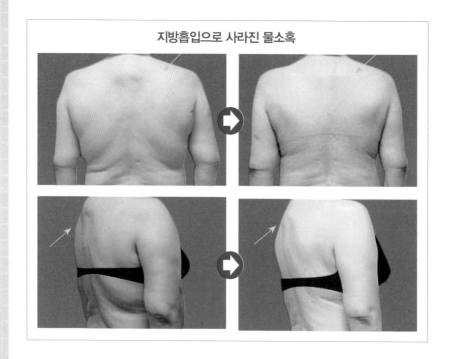

지방흡입으로 사라진 물소혹

최정현(가명) 씨도 그중 하나였다. 최정현 씨는 팔을 포함해 상체 전체에 대한 고민이 많은 분이었다. 더구나 목과 등이 연결되는 부위에 혹처럼 불룩 튀어나온 물소혹이 있어 스트레스가 무척 심했다. 팔도 팔이지만 물소혹을 없애고 싶어 지방흡입을 받았지만 팔 라인은 자연스럽고 물소혹도 별로 들어간 것 같지 않아 크게 실망하였다.

　　물소혹을 지방흡입으로 없애는 것은 쉬운 일이 아니다. 물소혹에 있는 지방이 대체적으로 섬유질이 많아 단단한 경향이 있어 세심하게 접근해야 한다. 쉬운 수술은 아니었지만 팔과 물소혹 부위를 재수술하고, 브래지어 라인을 포함한 등을 흡입하여 상체의 전박적인 볼륨감과 라인을 개선하였다. 특히 물소혹 부위가 눈에 띄게 감소하여 최정현 씨는 매우 만족해하며 고마움을 표시했다.

04 ▼ 종아리,
사이즈보다
라인이다

〰〰〰〰　지방흡입을 했을 때 가장 효과가 크지 않은 부위가 '종아리'이
다. 워낙 지방의 양이 적고 근육이 많아 지방흡입을 해도 사이즈도 크게 줄지
않고, 사이즈에 치중해 과도하게 지방을 흡입하면 다리 라인이 예쁘게 나오
기가 어렵다.

　하지만 그렇더라도 종아리를 포기할 수는 없다. 아름다운 몸매를 만드는
데 있어 다리 라인의 역할은 결정적이다. 가장 이상적인 다리 라인은 무릎 아
래 라인이 일자로 곧으면서도 종아리 부분은 도톰해야 하고, 발목은 가는 것
이다. 그런데 이 라인에 완벽하게 부합하는 종아리는 그리 많지 않다. 전체
적으로 두껍거나 다 괜찮은데 유독 종아리가 타조알이 들어간 것처럼 불룩하
거나 발목이 두꺼워 둔탁한 느낌을 주는 경우가 꽤 많다.

　다이어트로 날씬한 종아리를 만드는 것은 불가능하다고 해도 과언이 아니

다. 그래서 지푸라기라도 잡는 심정으로 종아리 지방흡입을 하는 분들이 많은데, 만족도는 다른 부위에 비해 낮은 편이다. 타 부위에 비해 효과가 크지 않은데다, 무리하게 지방을 빼면 오히려 라인이 망가지기 때문이다.

　종아리는 사이즈보다 라인이 중요하다. 조금 두꺼워도 라인이 잘 빠져야 예쁘니 무조건 지방을 빼려 하지 말고, 라인과 종아리 근육 모양을 고려하며 남길 부분은 적당히 남겨두어야 매혹적인 각선미를 만들 수 있다.

☐ 울퉁불퉁한 종아리, 이식으로 매끈하게

종아리의 지방을 최대한 많이 뺐는데도 사이즈에 큰 변화가 없는 이유는 근육 때문이다. 종아리 근육 중에서도 비복근이 가장 큰 영향을 미치는데 비복근은 무릎 아래부터 종아리 가운데까지 이어지는 큰 근육이다. 우리가 흔히 '알'이라고 부르는 부위가 바로 비복근이 위치한 곳이다. 이곳이 종아리 중 제일 두껍고 불룩하긴 하지만 생각보다 지방이 많지 않다. 그래서 무리하게 지방을 빼다 보면 움푹 들어가 울퉁불퉁해질 수 있다. 특히 비복근 아래쪽에서 지방을 많이 빼면 비복근이 더욱 도드라진다. 지방을 너무 많이 빼 라인이 울퉁불퉁해졌을 때는 지방이식으로 어느 정도 교정할 수 있다.

case 1

과다흡입으로 울퉁불퉁한 종아리 교정

정혜진(가명) 씨는 늘 통통한 다리가 콤플렉스였다. 여름에 짧은 치마를 입어보겠다는 일념으로 지방흡입을 했는데, 너무 과도하게 많이 빼 종아리부터 발목까지 온통 울퉁불퉁했다. 거기다 까치발을 들면 비복근은 더욱 도드라지고 울퉁불퉁함도 증폭돼 재수술을 받았다. 비복근 주변과 발목으로 내려가는 부분이 너무 움푹 들어가 지방을 이식하고 덜 뺀 부위에서는 추가로 흡입해 교정했다. 전체적으로 울퉁불퉁함은 많이 개선되었지만 미세한 요철은 남아 보인다.

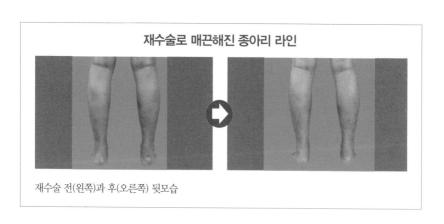

재수술로 매끈해진 종아리 라인

재수술 전(왼쪽)과 후(오른쪽) 뒷모습

☐ 굵은 종아리, 추가 흡입으로 슬림하게

종아리는 지방이 많지 않아 무리하게 지방을 빼다 보면 울퉁불퉁해지기 쉽다. 그렇다고 너무 조심해 지방을 충분히 빼지 못하면 효과가 미미해 안 하니만 못한 경우가 생기기도 한다. 이런 경우 추가로 지방을 잘 빼주면 한결 날씬한 종아리를 만들 수 있다.

case 2
과소흡입으로 두꺼운 종아리의 변신

정주희(가명) 씨는 2년 전 두꺼운 종아리에서 벗어나 여름에 마음껏 치마나 반바지를 입으려 지방흡입을 했지만 효과가 없었다. 실제로 근육이 많았지만 지방도 많아 재수술을 한 후 예전보다 훨씬 날씬한 종아리를 만들 수 있었다.

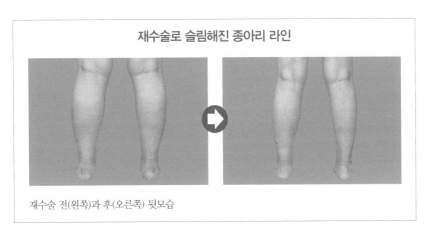

재수술로 슬림해진 종아리 라인

재수술 전(왼쪽)과 후(오른쪽) 뒷모습

재수술 과정부터 효과까지 고객들이 궁금해하는 모든 것

- 재수술 vs 시술
- 지방이식은 어떻게 하고, 효과는 얼마나 갈까?
- 재수술 과정은 어떻게 다른가?
- 재수술 후 많이 하는 후 관리는 무엇?
- 같은 절개창을 이용할 것인가? 새로운 절개창을 이용할 것인가?
- 흉터 크기를 최소화하고 착색을 줄이는 방법은 없을까?
- 재수술, 안전할까?

지 방 흡 입
재 수 술 의
모 든 것

제4장

지방흡입 재수술,
더 알고 싶어요

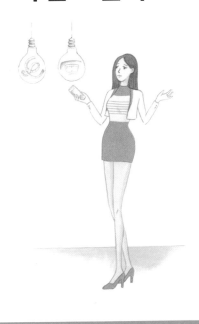

01 ▼ 재수술
vs 시술

〰〰〰〰 "2년 전에 지방흡입을 했어요. 처음에는 괜찮았는데 관리를 게을리했더니 다시 살이 찌고 몸매도 많이 망가졌어요. 재수술 말고 좀 더 간단하게 지방을 빼는 방법이 없을까요?"

결과가 만족스럽지 않거나 부작용을 경험한 분들은 재수술을 고려할 때 무척 신중하다. 심지어 처음 지방흡입으로 놀라운 효과를 경험한 분들도 재수술을 선뜻 결정하지 못한다. 가장 큰 이유는 시간과 비용 때문이다. 일반적으로 재수술은 더 까다롭고 시간도 오래 걸릴 뿐만 아니라 비용 또한 많이 든다. 그러다 보니 재수술보다 좀 더 간단하고 상대적으로 비용도 부담이 적은 시술 쪽으로 눈을 돌리는 분이 많다. 지방흡입 재수술 대신 관심을 보이는 대표적인 시술로는 '람스'를 들 수 있다. 시술은 아니지만 미니 지방흡입 수술도 재수술 대안으로 고민하는 분들이 많은데, 현명한 결정을 하려면 일단 람스와 미니 지방흡입 수술에 대해 정확하게 이해하는 것이 좋다.

◻ 람스(LAMS), 최선보다는 차선이다

람스(Local Anesthetics Minimal Invasive Liposuction)는 지방을 분해해 배출을 돕는 다른 비만 시술과는 달리 지방흡입처럼 지방 세포를 직접 뽑아내는 시술이다. 전신마취 없이 원하는 부위에 봉합이 필요 없을 정도의 구멍을 뚫어, 지방분해를 촉진하는 특수 용액을 주입한 후 주사기로 직접 지방을 빼고 바로 눈으로 확인할 수 있어 매력적이다. 시술 시간도 일반 람스의 경우 대부분 30분 내외로 짧고 별도의 회복 기간 없이 바로 일상생활에 복귀할 수 있는 신개념 시술이다.

　람스가 지방을 제거하는 방법은 상당히 정교한 편이다. 우선 람스는 깊은 곳에 있는 지방이 잘 배출될 수 있도록 해당 부위에 물리적인 충격을 가해 배출 터널을 만든다. 이를 '터널링(tunneling)'이라 하는데, 단순히 지방 배출 터널을 만드는 것만이 아니라 단단하게 뭉쳐져 있는 셀룰라이트까지 깨는 역할까지 한다. 터널링을 한 다음에는 흡입 주사기로 지방을 빼고 싶은 타킷 부위에서 바로 지방을 뺀다. 이것으로 끝이 아니다. 지방을 뺀 다음에는 주입된 특수 용액이 주변 부위에 있던 지방을 녹여 지방 배출을 용이하게 만든다.

람스 진행과정

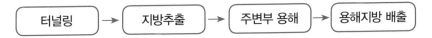

이처럼 람스는 지방을 분해해 배출시키는 일반 시술과 지방흡입의 장점을 결합한 것으로 일반적인 시술보다 효과적으로 지방을 제거할 수 있다. 그렇지만 한꺼번에 많은 양의 지방을 추출하는 지방흡입과 비교하면 람스로 추출할 수 있는 지방의 양은 분명 한계가 있다.

결과적으로 제거해야 할 지방이 많은 경우에는 일반 람스로 큰 효과를 보지 못할 수 있다. 지방흡입 수술 후 부분적으로 지방이 조금 남아 라인이 예쁘지 않을 때는 람스를 고려해볼 수 있지만 그렇지 않다면 지방흡입 재수술을 고려하는 것이 바람직하다.

람스는 1바틀(bottle, 병)을 기준으로 약 50cc 내외의 지방을 추출할 수 있다. 몇 바틀을 해야 가장 효과가 좋은지는 사람마다 다르다. 허벅지, 복부, 팔뚝 등 모든 신체 부위에 람스를 할 수 있지만 종아리는 시술 의사가 직접 종아리 지방 두께를 확인한 후 결정한다.

간단하고, 상대적으로 비용도 부담이 적고, 압박복을 입을 필요도 없고, 회복도 빨라 람스에 관심을 보이는 분들이 많지만 기계적으로 지방을 최대한 제거하는 지방흡입의 완벽한 대안이 될 수는 없다. 그렇지만 시간과 비용이 부담되어 지방흡입을 하지 못하는 분들에겐 나름 훌륭한 차선이 될 수 있다. 지방흡입보다는 못 하지만 라인을 망치는 지방의 양이 많지 않을 경우에는 일반 람스만으로도 만족할 만한 효과를 본 분들이 적지 않다. 최근에는 람스로 뺄 수 있는 최대한의 지방을 추출하는 무한람스가 각광을 받고 있다. 상대적으로 지방층이 두꺼운 분들께 적합한 시술로 수술에 대한 두려움이 너무 큰 경우에도 좋은 대안이 되고 있다.

▣ 미니 지방흡입 대 람스, 비슷하면서도 다르다

지방흡입 재수술의 대안으로 일반 람스와 더불어 미니 지방흡입에 관심을 보이는 분들이 많다. 일반 람스와 미니 지방흡입은 둘 다 제거해야 할 지방량이 많지 않을 때 고려해볼 만한 방법이라는 공통점이 있다. 회복이 빠르고, 별도로 압박복을 입지 않아도 된다는 것도 같다.

하지만 미니 지방흡입은 람스와는 달리 수술에 해당한다. 비교적 적은 부위에서 적은 양의 지방을 뺀다는 것만 다를 뿐, 과정은 지방흡입 수술과 거의 비슷한 것이다.

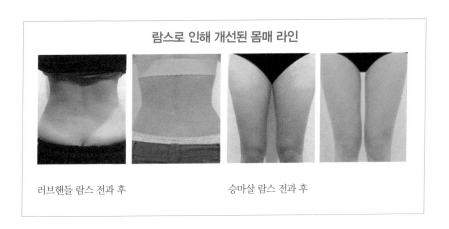

람스로 인해 개선된 몸매 라인

러브핸들 람스 전과 후   승마살 람스 전과 후

미니 지방흡입은 주로 전체적으로 큰 문제가 없는데, 한두 군데 군살이 살짝 붙어 있을 때 많이 한다. 예를 들면 복부 중에서도 아랫배만 살짝 나왔을 경우 굳이 복부 전체를 수술할 필요가 없다. 아랫배에서 조금만 지방을 빼내

면 매끈하고 탄탄한 아랫배를 만들 수 있는데, 이럴 때 미니 지방흡입이 제격이다. 아름다운 몸매에 대한 기준은 상대적이다. 이미 남들이 보기에는 훌륭한 S라인을 갖고 있는 것처럼 보이는데도, 정작 당사자는 허벅지가 조금 두껍다거나 허리에 군살이 많다며 고민하는 경우가 많다. 심지어는 현직 모델로 활동하는 분들이나 피트니스 트레이너 중에서도 좀 더 완벽한 몸매를 만들기 위해 지방흡입을 받기를 원하는 분들이 있다. 어느 작은 한 부위만 문제라면 굳이 전체 부위를 수술할 필요가 없다. 그래서 미니 지방흡입이 등장했고, 람스와 더불어 많은 관심을 받고 있다.

확실히 미니 지방흡입은 조금만 군살을 제거하면 아름다운 라인이 완성되는 경우 고려해볼 만한 방법이다. 환자 입장에서는 짧은 시간에 만족할 만한 효과를 얻을 수 있어 좋겠지만 수술은 지방흡입만큼이나 까다롭다. 워낙 작은 부위에서 지방을 빼다 보니 자칫 수술한 부위와 그렇지 않은 부위가 경계가 생길 수 있기 때문이다. 경계가 생기지 않도록 세심하게 수술해야 하는 것이 미니 지방흡입의 핵심이다.

그렇다면 미니 지방흡입과 람스의 가장 큰 차이는 뭘까? 많은 분이 궁금해하는 부분인데, 가장 큰 차이는 적용 부위에 있다. 미니 지방흡입은 손바닥만 한 국소 부위에서 지방을 빼 라인을 정리할 때 효과적인 반면 람스는 꼭 국소 부위에 국한하지 않는다. 아주 작은 국소 부위부터 복부나 허벅지 등 넓은 부위까지 다 가능하다. 또한 람스는 지방흡입보다는 효과가 떨어지지만 미니 지방흡입보다는 전체적인 라인 개선과 사이즈 감소에 유리한 측면이 있어 최근에는 미니 지방흡입보다는 람스를 선호하는 고객들이 증가하는 추세다.

미니 지방흡입으로 매끄럽게 다듬을 수 있는 부위

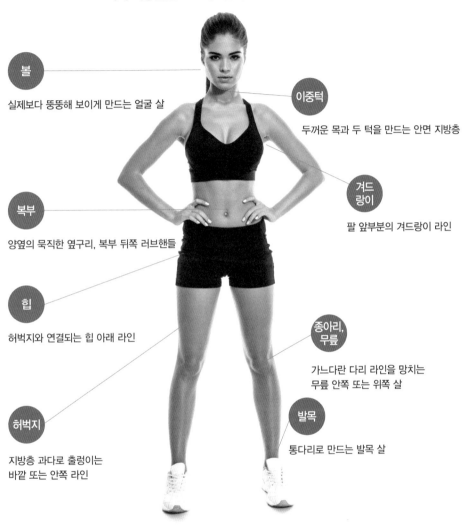

볼
실제보다 뚱뚱해 보이게 만드는 얼굴 살

이중턱
두꺼운 목과 두 턱을 만드는 안면 지방층

겨드랑이
팔 앞부분의 겨드랑이 라인

복부
양옆의 묵직한 옆구리, 복부 뒤쪽 러브핸들

힙
허벅지와 연결되는 힙 아래 라인

종아리, 무릎
가느다란 다리 라인을 망치는 무릎 안쪽 또는 위쪽 살

발목
통다리로 만드는 발목 살

허벅지
지방층 과다로 출렁이는 바깥 또는 안쪽 라인

시술과 수술의 차이

꼭 지방흡입 수술이 아니더라도 비만을 치료하는 데 도움이 되는 다양한 시술이 존재한다. CO_2를 이용한 카복시테라피나 저장성 용액을 이용하는 HPL 부터 최근에 인기를 끌고 있는 신개념 시술인 람스(LAMS)까지 선택할 수 있는 시술들이 다양하다. 그러다 보니 꼭 지방흡입을 해야 하는지, 시술로 원하는 몸매를 만들 수는 없는지 궁금해하는 분들이 많다.

수술이 시술과 가장 다른 점은 지방세포를 기계적으로 최대한 제거한다는 데 있다. 물론 시술도 고객에 따라서는 수술에 근접하는 효과를 보는 경우도 있지만, 그런 경우는 소수이고, 시술은 결과의 스펙트럼이 다양하게 존재하기 때문에 수술보다 효과가 제한적인 경우가 대부분이다.

간혹 재수술을 하러 오시는 고객들이 시술을 통한 요철의 개선이나 사이즈 감소를 문의하시는 분들이 있다. 시술로도 어느 정도까지는 가능하지만 만족할 만한 결과를 얻기는 어렵다. 이런 점을 충분히 설명하면 시술을 하러 왔던 분들도 대부분 수긍하고 재수술을 선택하는 경우가 많다.

02 ▼ 지방이식은
어떻게 하고,
효과는 얼마나 갈까?

〰〰〰〰〰 재수술의 기본은 '추가 흡입'과 '채움'이다. 지방은 너무 많이 빼도, 너무 적게 빼도 문제다. 너무 많이 빼면 피부가 울퉁불퉁해지거나 어느 한 부위가 움푹 들어갈 수 있다. 반대로 너무 적게 빼면 사이즈나 라인 변화가 미미해 만족도가 떨어진다. 그래서 재수술을 할 때는 지방이 많이 빠져 움푹 들어간 공간에는 지방을 채워 평평하게 만들고, 지방이 덜 빠진 부위는 추가 흡입으로 최대한 균형을 맞춰준다.

덜 뺀 지방을 추가로 흡입하는 것은 채우는 것보다 상대적으로 어렵지 않다. 지방흡입도 그렇지만 지방이식 역시 충분한 경험과 술기를 요구한다. 어느 정도 지방을 이식해야 아름다운 라인을 만들 수 있는지는 다년간의 경험이 없이는 알 수 없기 때문이다.

☐ 이런 경우 지방이식이 효과적이다

많은 경우 지방을 너무 많이 빼 울퉁불퉁하거나 함몰되었을 때는 지방을 이식해 교정한다고 알고 있다. 사실이다. 하지만 단순히 파인 곳을 채우기 위해 지방이식을 하는 것만은 아니다. 지방이식으로 개선할 수 있는 다양한 경우가 존재한다.

허벅지에서 지방을 빼면 상대적으로 엉덩이가 처져 보일 수 있다. 보통 허벅지 지방은 빼고 싶어 해도 엉덩이는 건드리지 않기를 원하는 분들이 많다. 엉덩이에는 적당히 지방이 있어야 사과처럼 볼륨과 탄력 모두가 살기 때문이다. 허벅지 지방흡입 후 엉덩이가 처져 보이면 엉덩이에 적당히 지방을 이식해 교정할 수 있다. 허벅지 수술 후 바나나폴드가 생기거나 너무 깊게 힙 주름이 파였을 때도 지방이식으로 보기 싫은 주름을 개선하기도 한다.

지방흡입 후유증으로 피부 착색이 심할 때도 지방이식이 효과가 있다. 지방흡입을 하면 대부분 멍이 생긴다. 시간이 지나면 대부분 자연스럽게 없어지는데 수술 과정에서 피부에 손상을 주었거나 지방을 너무 많이 빼 피부와 근육층이 달라붙으면 색깔이 변할 수 있다. 이 경우에도 지방을 이식하면 착색이 완화되고 시간이 지남에 따라 피부 색깔이 옅어진다.

이처럼 지방이식으로 교정할 수 있는 범위는 생각보다 넓다. 그래서 재수술을 할 때 추가 흡입 못지않게 이식을 병행하는 경우가 많다.

▣ 지방이식 과정 6단계

지방을 이식하는 과정은 6단계로 구분할 수 있다. 우선 제일 먼저 지방을 채취해야 한다. 지방이식을 할 때는 재수술 부위의 지방을 일차적으로 이용하지만, 이식 지방이 부족한 경우에는 주로 지방이 너무 많아 걱정인 허벅지나 복부에서 채취하는데, 피부 가까이서 채취하면 피부가 울퉁불퉁해질 수 있으므로 깊은 곳에서 채취한다.

지방을 채취하면 원심분리기를 이용해서 순수 지방만 걸러낸다. 이를 필터링이라고 하는데, 지방을 추출하는 과정에서 섬유질이 생착이 잘 안 되기 때문에 꼭 필터링 과정을 거쳐야 한다. 지방을 이식한다는 것은 지방세포만을 주입한다는 것과 같다. 그런데 필터링 과정에서 일부 지방세포가 깨지면서 오일층이 생성되기도 한다. 채취한 지방에 오일이 너무 많으면 지방세포가 잘 생착하지 못하므로 불필요한 오일을 제거해주어야 한다.

오일까지 제거했다면 본격적으로 이식을 할 차례다. 이식을 하기 전에는 먼저 디자인 확인을 해야 한다. 수술 전에 미리 디자인한 내용을 바탕으로 지방을 주입해야 할 부위의 상태를 잘 살펴보고, 얼마만큼 지방을 주입해 어떤 모양을 만들 것인지를 결정한 후 지방을 주입한 후 최종 마무리한다.

지방이식 과정

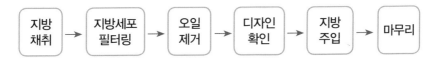

지방 채취 → 지방세포 필터링 → 오일 제거 → 디자인 확인 → 지방 주입 → 마무리

▣ 지방이식 효과는 얼마나 지속될까?

"지방이식을 하면 얼마나 효과가 지속되나요?"

애써 지방을 이식했는데, 얼마 가지 않아 다시 푹 꺼지거나 볼륨감이 줄어들면 어쩌나 싶은 마음에 많은 분이 이런 질문을 한다.

자가 지방을 주입하면 일부는 흡수되고, 일부는 살아남아 최종적으로 이식한 부위에 생착된다. 생착률은 사람마다 달라 일률적으로 얼마라고 말하기 어렵다. 생착 기간도 조금씩 차이가 있는데, 보통 지방을 이식한 후 2~3개월 정도가 지나면 안정적으로 생착할 것으로 볼 수 있다.

공여부(지방을 채취하는 부위)에 따라서도 이식된 지방의 생착률이 달라지기도 한다. 일반적으로는 허벅지 외측(승마 부위)에서 채취한 지방의 생착률이 높다고 알려져 있어, 지방이식을 할 때 최우선적으로 허벅지 외측을 공여 부위로 고려한다.

일단 생착한 지방은 쉽게 없어지지 않는다. 생착된 지방도 시간이 경과함에 따라 볼륨이 약간 줄어들 가능성은 있지만, 이식 부위의 라인을 무너뜨릴 정도는 아니기 때문에 지방이식 후 효과가 금방 없어질까 너무 걱정하지 않아도 된다.

다만 이식한 지방이 모두 살아남는 것이 아니다 보니 한 번의 지방이식만으로는 만족할 만한 효과를 보지 못하는 경우가 있다. 그래서 경우에 따라서는 2~3차례에 걸쳐 지방이식을 하기도 한다.

PRP 지방이식, 정말 생착률이 높을까?

최근 일반적인 지방이식 방법보다 생착률이 높다는 'PRP 지방이식'에 관심을 보이는 분들이 많다. PRP는 Platelet-Rich Plasma의 약자로 자가혈치료술을 말한다. 즉 자신의 혈액에서 성장인자만을 추출해 지방과 함께 피부에 주입함으로써 지방의 생착률을 높여주는 치료법이다.

PRP 지방이식의 생착률이 더 높은 것은 분명하다. 하지만 얼마나 더 높은지는 지금껏 명확하지 않다. 사람에 따라 많이 높을 수도 있고, 일반 지방이식과 별 차이가 없는 경우도 있다.

PRP는 지방흡입의 보조수단 정도로 생각하는 것이 맞다. 이식지방을 추출하고 이식하는 과정을 충분히 경험한 임상의를 선택하는 것이 가장 중요하다. 또한 일반 지방이식과 마찬가지로 만족할 만한 결과를 얻기 위해 추가적인 시술이 필요한 경우도 있다.

03 ▾ 재수술 과정은 어떻게 다른가?

〰〰〰〰 지방흡입 재수술 과정은 큰 틀에서 보면 일반적인 지방흡입 수술 과정과 크게 다르지 않다. 난이도의 차이가 있을 뿐이다. 모든 수술은 처음보다 재수술이 더 어렵다. 한 번 수술을 하면 아무리 회복속도가 빠르고 결과가 좋더라도 처음 수술을 할 때보다는 대부분 수술 부위의 여건이 우호적이지 않은 경우가 많기 때문이다.

경우에 따라 처음 지방흡입 수술을 할 때는 없었던 과정이 추가되기도 한다. 예를 들어 지방을 너무 많이 빼 일부분이 푹 꺼져 있을 경우에는 지방이식을 하고, 유착이 너무 심하면 박리술을 먼저 진행한 후 재수술을 하기도 한다.

이처럼 재수술은 과정 자체보다는 내용의 차이가 크다. 재수술을 할 때 좀더 재수술 경험이 많고 전문적인 시스템을 갖춘 병원을 선택해야 하는 것도

이 때문이다. 재수술을 하는 과정은 동일해도 각 과정을 누가, 어떻게 담당하는가에 따라 결과는 천차만별이니 신중해야 한다.

☐ 재수술 전, 충분한 상담과 정확한 상태 분석이 핵심

처음 지방흡입 수술을 할 때는 일반적으로 먼저 고객의 정확한 상태를 분석한다. 겉으로 보는 것만으로는 정확한 분석이 어렵다. 그래서 3D 체형측정기로 인체를 살펴본다. 3D 체형측정기는 체형을 입체적으로 보여주는 검사 도구이다. 단순히 체형만 보여주는 것이 아니라 어느 부위에 지방이 많이 쌓여 있는지까지 알 수 있어 아름다운 몸매를 만들려면 어느 부위에서 얼마만큼의 지방을 빼야 할지를 디자인할 수 있다. 3D 체형측정기와 분석 시스템으로 얻은 정보를 바탕으로 전문의는 최상의 치료법을 제시한다.

재수술을 할 때도 똑같이 3D 체형측정기와 분석시스템으로 고객의 현재 상태를 파악하는 것이 중요하다. 하지만 전문의가 사전에 충분한 상담을 하는 것이 우선이다. 재수술을 하려는 분들은 대부분 이미 한 번 실패를 경험한 분들이다. 두 번 다시 실패하지 않기 위해 의사로부터 확신을 얻고 싶어 하는데, 과연 믿고 재수술을 맡길 수 있는 의사인지를 상담을 하다 보면 어느 정도 알 수 있다.

재수술은 여러 가지 변수를 고려해야 한다. 당장은 재수술이 필요한 것처럼 보여도 정상적인 회복과정인 경우도 있고, 겉으로 보이는 것보다 유착 등 재수술을 어렵게 만드는 문제가 있을 수도 있다. 이런 변수는 재수술 경험이 많지 않으면 알 수가 없다.

　재수술 경험이 많은 전문의는 첫 지방흡입 수술에 어떤 문제가 있었는지, 그 문제를 해결하려면 어떻게 치료를 해야 할 것인지를 비교적 정확하게 제시할 수 있다. 근거 없는 희망을 이야기하지도 않는다. 재수술을 하는 분들은 상담을 할 때 재수술만 하면 모든 고민을 다 해결할 수 있다는 의사의 확신을 듣고 싶어 한다. 하지만 고객의 기대치보다는 현실적인 기대치를 제시하며 수술 후 회복과정에서 일어날 수 있는 여러 가지 변수들까지 솔직하게 이야기해야 한다.

　상담은 전문의와 고객이 현실적으로 얻을 수 있는 최상의 결과치를 얻기 위한 과정이다. 단순히 정확한 분석과 올바른 치료법만을 제시하는 것이 아니라 경우에 따라서는 환자의 마음을 이해하고 어루만져 줄 수도 있어야 한다. 재수술 경험이 없는 의사가 재수술을 고민하는 환자의 마음을 완전히 공감하기는 어렵다. 그래서 더더욱 재수술 전문의와 충분한 상담을 하는 것이 중요하다.

◻ 재수술은 숙련된 전문 팀 필요

재수술을 성공적으로 하려면 재수술 경험이 많은 수술팀이 필요하다. 전문의는 말할 것도 없고, 마취를 담당할 전문의와 재수술을 보조할 간호사까지도 재수술 경험을 충분히 갖추어야 한다.

　재수술은 변수가 많다. 사전에 충분히 검사, 분석을 했어도 막상 수술에 들어가면 상태가 더 심각해 예상했던 시간보다 훨씬 더 많은 시간이 걸릴 수 있다. 이를 대비해 상황에 따라 순발력 있게 적절한 조치를 취할 수 있는 마취 전문의가 수술 내내 세심하게 살펴야 한다. 간호사도 마찬가지다. 간호사 역시 재수술 경험이 충분해야 유사시에 긴급하게 전문의와 손발을 잘 맞출 수 있다.

사실 숙련된 재수술 전문의가 아직 그리 많지 않다. 그런 상황에서 숙련된 재수술 전문팀을 만나기란 더더욱 쉬운 일이 아니다. 하지만 재수술 후 또다시 눈물짓지 않기 위해서는 꼭 숙련된 전문 팀인지 확인해볼 필요가 있다.

◻ 후 관리 시스템 필수

지방흡입 수술을 했다고 끝이 아니다. 후 관리를 해주어야 한다. 후 관리는 지방흡입 수술 후 발생하는 뭉침을 부드럽게 풀어주고, 절개 창을 소독해 상처가 덧나지 않고 잘 아물 수 있도록 돕는다. 또한 적절한 후 관리는 수술 후의 불편감을 완화시켜주기 때문에 심리적인 안정에도 도움이 된다.

후 관리는 처음 수술을 할 때나 재수술을 할 때 모두 꼭 필요하지만 재수술일 경우에는 더욱더 중요하다. 아무리 뛰어난 재수술 전문의가 지방흡입을 했어도 한 번 수술했던 부위를 다시 수술하면 회복도 느리고, 부작용에 대한 우려도 커진다. 무엇보다 효과가 처음 수술을 했을 때보다 좋을 수는 없으므로 후 관리를 더욱 철저히 해야 한다.

후 관리는 개인적인 차원에의 관리도 중요하지만 수술 직후에는 병원 차원에서 체계적으로 해주는 후 관리가 더 중요하다. 엄격한 의미에서 재수술은 이 병원 차원의 후 관리까지 포함된다. 병원에서의 후 관리는 주로 피부를 매끄럽게 하고, 재생을 돕고, 부종을 빨리 없애주는 등 회복을 돕는 시술들이다.

일반적으로 후 관리는 수술 후 뭉치기 시작하는 2주 후부터 시작한다. 후 관리를 어떻게 했느냐에 따라 재수술 후 효과를 보는 시기가 달라질 수 있으므로 재수술을 고려할 때 후 관리 시스템이 갖추어져 있는 병원인지를 살펴볼 필요가 있다.

지방흡입 재수술 과정

지방흡입 재수술 전문의와의
충분한 사전 상담

철저한 현재 상태 분석
(3D체형 측정 · 분석시스템)

수술 예약

수술 당일

재수술 전담 지방흡입 전문의

마취과
전문의

수술 전문
간호사

수술 2주 후

체형관리를 위한 후 관리시스템
(멘더플러스 · RF · 카복시)

3D
전 · 후 비교

04 ⋮ 재수술 후
많이 하는
후 관리는 무엇?

〰〰〰〰 "재수술 후 꼭 관리를 받아야 하나요?"

생각보다 지방흡입만 받으면 원하는 예쁜 몸매를 만들 수 있을 것이라 생각하는 분들이 많다. 지방흡입 재수술 후 완전히 목표했던 아름다운 몸매를 얻기까지는 시간이 걸린다. 짧게는 몇 달에서 길게는 1년 이상 걸릴 수도 있다. 몸매를 망가뜨릴 수 있는 나쁜 생활습관, 식사습관을 하지 않는다면 도달하는 시기를 앞당길 수 있다.

누구나 가능한 한 빨리 지방흡입 후 아름다운 몸매를 완성할 수 있기를 바랄 것이다. 목표를 달성할 수 있는 시간을 최대한 줄이는 방법이 바로 '후 관리'이다. 특히 재수술은 회복 속도가 느리기 때문에 후 관리가 필수라 해도 과언이 아니다.

지방흡입의 효과를 극대화해주는 대표적인 후 관리는 'RF 시스템', '카복시테라피', '엔더플러스' 등이다. 세 시술 모두 비만 및 체형 치료에 큰 도움이 되는 시술로 지방흡입과 함께 받으면 수술 후 불편감을 최소화할 뿐만 아니라 회복 시간을 단축시키는 데 큰 도움이 된다.

■ RF 시스템, 뭉침과 유착을 풀고 피부 탄력은 업!

지방흡입 후 회복과정에서 가장 흔하게 나타나는 현상 중 하나가 뭉침과 유착이다. 뭉침은 수술 후 2주 정도 지났을 때부터 나타나기 시작하는데, 시간이 지나면 자연스럽게 풀린다. 보통 6개월이면 다 풀리지만 개인에 따라 1년 혹은 아주 드물게 2년 이상 가기도 한다. 재수술의 경우에는 일반적으로 첫 수술 때보다 뭉침의 경과 기간이 상대적으로 긴 경향이 있다.

뭉침은 자연스러운 현상이지만 뭉침이 있는 동안에는 피부가 울퉁불퉁해 눈에 거슬린다. 이때 도움이 되는 것이 RF(Radio Frequency) 시스템이다.

RF 시스템은 다른 말로 고주파테라피라고 하는데, 고주파로 지방층의 온도를 높여 딱딱하게 뭉쳐 있는 조직을 풀어준다. 그뿐만 아니라 고주파로 몸에서 열이 나면 혈액순환이 촉진돼 부종을 없애고, 분해된 지방을 배출하는 데도 도움이 된다.

피부 탄력을 강화하는 데도 효과적이다. RF 시스템은 피부 깊숙한 진피층에 자극을 주어 피부탄력을 높여주는 콜라겐과 엘라스틴을 생성할 수 있도록 돕는다. 지방흡입으로 피부 탄력이 더 나빠지지는 않지만 재수술을 하는 분들은 이미 피부 탄력이 많이 저하된 경우가 많다. 이런 경우에 RF 시스템의 도움을 받는 것이 좋다.

RF 시스템은 통증이 없고 멍이 들지 않아 편하게 받을 수 있는 시술이다. 다만 아주 강하게 시술을 받으면 약간 뻐근한 정도의 통증을 느낄 수 있고, 멍도 살짝 들 수 있다. 지방흡입으로 멍이 든 상태에서 시술을 받으면 혈관이 확장돼 드물게 멍이 더 퍼지기도 한다.

RF 시스템

시술시간 : 15~25분
시술주기 : 주 1~2회
시술부위 : 복부, 허벅지, 힙, 팔, 종아리 외(얼굴부위 가능)
시술방법 : 고주파로 체내 깊은 곳에서 열을 발생시켜 지방층을 녹인다.

고주파 시술

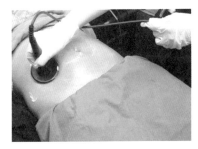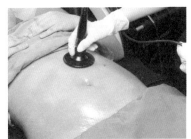

고주파 시술 장면

☐ 카복시테라피, 지방은 태우고 탄력을 강화한다

카복시테라피는 피하지방층에 이산화탄소를 주입해 지방을 태워 없애고, 혈액순환을 촉진해 콜라겐과 엘라스틴 생성을 도와 피부 탄력을 높여주는 시술이다. RF시스템처럼 지방을 태워 울퉁불퉁하게 뭉친 피부를 매끄럽게 만드는 데 효과가 있다.

이산화탄소는 우리 몸에 해가 되지 않는다. 하지만 몸에 이산화탄소가 갑자기 많아지면 우리 몸은 이산화탄소를 없애기 위해 많은 양의 혈액을 보내 산소를 공급하고 이산화탄소를 가져간다. 산소는 지방을 태울 수 있는 연료나 마찬가지다. 피하지방층에 산소가 많아지면 지방은 활활 타 없어진다. 이런 원리를 이용해 지방흡입 후 뭉쳐서 울퉁불퉁한 부위에 카복시테라피를 하면 피부를 매끈하게 만들 수 있다. 카복시테라피로 혈액순환이 활발해지면 진피층의 콜라겐과 엘라스틴이 증가해 피부 탄력도 좋아진다.

카복시테라피는 시술 시간은 1~2분 정도로 아주 짧다. 하지만 통증이 심한 편이어서 마사지요법과 핫팩 찜질 등 통증을 완화하기 위해 요법을 병행하는 경우도 있다. 통증이 심한 이유는 이산화탄소를 주입할 때의 압력이 피부 아래로 고스란히 전달되기 때문인데, 이산화탄소가 빠지면 자연스럽게 사라진다. 시술 후 시술 부위 가까운 곳으로 가스가 퍼지는 느낌이 들 수도 있는데, 이 또한 이산화탄소가 다 배출되면 없어진다.

이산화탄소는 움직이면 더 빨리 없어지므로 시술 후 아프더라도 운동을 하는 것이 좋다. 특히 유산소 운동을 하면 지방을 더 효과적으로 태우면서 이산화탄소를 없앨 수 있다.

고객들 중에는 지방을 더 많이 태우고 싶은 욕심에 이산화탄소를 더 많이 주입하면 안 되느냐고 묻는 분들이 있는데, 무조건 많이 주입한다고 좋은 것이 아니다. 개인의 상태에 따라 주입할 수 있는 적정용량이 다르다. 또한 이산화탄소와 산소를 맞교환하는 데도 한계가 있다. 이를 무시하고 적정용량 이상으로 많이 주입하면 효과는 별로 차이가 없으면서 이산화탄소가 다 배출되지 않아 몸이 무거워질 수도 있다.

카복시테라피

시술시간 : 1~2분
시술주기 : 주 2~3회
시술부위 : 복부, 허벅지, 힙, 팔, 종아리 외(얼굴부위 가능)
시술방법 : 이산화탄소를 주입해 지방을 태운다.

카복시테라피 시술

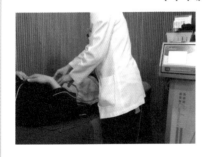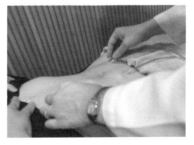

카복시테라피 시술 장면

☐ 엔더플러스, 엔더몰로지와 RF 시스템을 더하다

지방흡입 후에 많이 나타나는 부종과 뭉침을 가장 효과적으로 해결할 수 있는 시술 중 하나가 '엔더몰로지'이다. 엔더몰로지는 음압을 이용해 지속적으로 수축과 이완을 반복함으로써 뭉쳐 있는 지방을 풀어주고, 혈액순환과 림프순환을 촉진시켜 지방을 분해하고 재생력을 높여주는 시술이다. 이러한 엔더몰로지에 RF 시스템을 더한 시술이 '엔더플러스'이다.

엔더몰로지는 그 어떤 시술보다 뭉침을 효과적으로 풀어주는 시술이다. 웬만한 자극으로는 꿈쩍도 않는 셀룰라이트까지 개선시킬 정도로 엔더몰로지의 효과는 강력하다. 여기에 RF 시스템까지 결합시켜서 효과를 극대화시켰다.

다만 엔더플러스는 통증이 심한 편이다. 시술 후 멍이 들 수도 있다. 보통 멍은 1주일 정도면 없어지는데, 혈액순환이 잘 안 되는 부위의 멍은 조금 더 오래 가기도 한다. 또한 지방흡입으로 멍이 든 상태에서 시술을 받으면 멍이 더 커질 수도 있다. 그렇지만 그 어떤 시술보다 효과적으로 딱딱하게 뭉친 부위를 풀어주고 피부를 매끈하고 탄력 있게 만들어주는 시술임이 분명하다.

엔더플러스

시술시간 : 15~25분

시술주기 : 주 2회

시술부위 : 복부, 허벅지, 힙, 팔, 종아리 외

시술방법 : 음압을 이용해 지속적으로 수축과 이완을 반복함으로써 지방을 태우고, 파괴된 지방조직을 림프관을 통해 배출시켜준다.

엔더플러스 시술

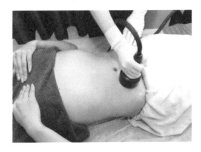 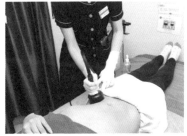

복부에 덜 뺐던 지방을 빼니 배꼽 주변부의 덩어리진 느낌이 완화되어 좀 더 매끄러운 복부 라인이 생겼다.

05 ▾ 같은 절개창을 이용할 것인가? 새로운 절개창을 이용할 것인가?

〰〰〰〰〰   지방흡입을 하려면 지방을 흡입하는 관인 캐뉼라가 들어갈 수 있도록 절개창을 내야 한다. 절개창을 낼 때는 가능한 한 흉터가 남지 않도록 최소한의 크기로 절개하는 것이 기본이다. 보통 약 5mm 크기로 작아 흉터가 있어도 크게 눈에 띄지 않고, 그마저도 시간이 지나면 점점 희미해지다 아무리 길어도 1~2년 정도 지나면 눈에 잘 안 띄는 정도의 흉터만 남는다.

1~2년은 짧다면 짧고, 길다면 긴 시간이다. 흉터가 사라지는 시기는 개인마다 조금씩 다른데, 개인적 편차로 인해 흉터가 좀 오래 간 분들은 재수술을 할 때 절개를 어떻게 하는지 궁금해하기도 한다. 처음 지방흡입 수술을 할 때 냈던 절개창을 또 이용하는 것인지, 아니면 새로운 절개창을 내는 것인지 묻는다.

이 문제는 고객뿐만 아니라 지방흡입 전문의들도 신중하게 고민해야 할 문제다. 고객의 상태와 재수술 효과, 환자의 만족도 등을 고려해 결정해야 한다.

☐ 일반적인 부위별 절개창 위치는 어디?

재수술을 할 때 새로운 절개창을 이용할 것인지, 기존 절개창을 이용할 것인지를 고민하기 전에 보통 수술을 할 때 부위별로 어디에 절개창을 내는지 확인해보는 것도 절개 부위를 이해하는 데 도움이 된다. 지방흡입을 할 때 절개창의 위치와 개수는 매우 중요하다. 지방흡입은 아름다움을 추구하는 수술이기 때문에 절개창의 개수는 최대한 적고, 가능한 한 보이지 않는 곳에 위치하는 것이 좋다. 그러면서도 지방은 효과적으로 뺄 수 있어야 한다.

지방흡입 초창기만 해도 시행착오를 많이 했다. 하지만 지금은 부위별로 어디에, 몇 개의 절개창을 내는 것이 가장 효과적인지 어느 정도 검증이 된 상태다.

우선 복부는 비교적 부위가 넓기 때문에 보통 2~3개의 절개창이 필요하다. 주로 배꼽에 하나, 회음부 팬티 라인에 1~2개를 낸다. 러브핸들을 없애 잘록한 허리를 만들기 위해 엉덩이 꼬리뼈 아래쪽에 절개창을 하나 더 낼 때도 있다. 배꼽은 흉터가 나도 잘 보이지 않고, 나머지 절개창도 모두 비키니나 속옷을 입었을 때도 충분히 가려질 수 있는 위치여서 걱정할 필요가 없다.

허벅지는 보통 3~4개 정도 절개창을 내는 경우가 많다. 앞쪽은 골반과 허벅지가 만나는 가랑이 부위에, 뒤쪽은 엉덩이가 접히는 엉덩이 밑주름 부분

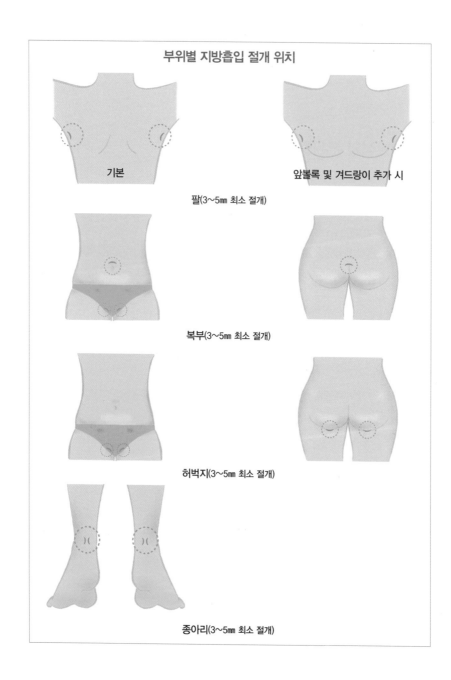

부위별 지방흡입 절개 위치

기본

앞볼록 및 겨드랑이 추가 시

팔(3~5mm 최소 절개)

복부(3~5mm 최소 절개)

허벅지(3~5mm 최소 절개)

종아리(3~5mm 최소 절개)

에 낸다. 때에 따라 엉덩이 쪽 꼬리뼈에 한 개만 절개창을 내 허벅지 뒤쪽에서 지방을 빼기도 한다.

팔은 주로 뒷 겨드랑의 시작점(겨드랑이와 팔이 만나는 곳)에 절개창을 하나 낸다. 경우에 따라서는 앞 겨드랑이 또는 팔꿈치 쪽에 추가로 절개창을 더 내기도 한다.

마지막으로 종아리의 경우 양쪽 복숭아 뼈와 아킬레스건 사이에 절개창을 내고, 드물게는 무릎이 접힌 부분의 절개창을 이용하기도 한다.

☐ 여러 변수를 고려해서 절개창 위치 결정

정확한 통계가 있는 것은 아니지만 일반적으로 기존의 절개창을 이용하면 새로 절개창을 냈을 때보다 지방이 덜 나오는 경향이 있다. 그래서 재수술을 할 때 흡입해야 하는 지방의 양이 많으면 새로 절개창을 내야 한다고 생각할 수 있지만 꼭 그렇지는 않다. 처음 수술을 할 때 너무 적게 지방을 빼 비교적 많은 양의 지방을 빼내야 할 경우에는 기존의 절개창을 이용해 충분히 재수술이 가능한 경우가 많다. 또한 지방을 골고루 빼지 않아 울퉁불퉁할 경우에는 덜 빠진 부분에서 조금만 지방을 더 빼주어도 한결 윤곽이 매끄러워지기도 한다. 이처럼 추가로 빼내야 할 지방량이 많지 않을 때도 기존의 절개창을 이용하는 것이 일반적이다.

새로운 절개창을 낼 것인가의 여부는 지방량보다는 절개창으로 인한 흉터가 중요한 기준이 되기도 한다.

흉터는 시간이 지나면 사라진다. 보통 1년이면 희미해지지만 길게는 2년까지도 갈 수 있다. 기존 절개창을 사용하면 회복기간이 이보다 더 길어질 수도 있고, 회복하는 기간 동안에는 흉터가 더 크게 남을 가능성도 배제할 수 없다. 최소한의 흉터와 빠른 회복을 원한다면 기존 절개창보다는 새로 절개창을 내는 것이 좋다. 또한 기존 절개창 주변부의 유착이 심하거나, 국소적으로 지방이 남아 보이거나 꺼진 경우에는 새로운 절개창을 이용하는 편이 좀 더 효과적으로 재수술을 할 수 있는 방법이기도 하다.

결국 기존 절개창을 이용할 것인지, 새로운 절개창을 이용할 것인지는 전문의와 고객이 충분한 상담을 통해 결정해야 한다. 새로운 절개창을 내서 흉터가 생기는 것을 고려해도 얻을 수 있는 수술적 이득이 크다면 새로운 절개창을 고려해볼 수 있다. 만약 새 절개창을 내려는 부위가 옷이나 피부 주름 등으로 충분히 가려질 수 있는 부위라면 더 적극적으로 새 절개창을 생각해볼 만하다.

06 ▼ 흉터 크기를 최소화하고 착색을 줄이는 방법은 없을까?

〰〰〰〰　지방흡입을 하면 일정 기간은 피부에 흉터와 착색과 같은 흔적이 남는다. 정상적으로 수술이 잘 되었을 경우에는 시간이 지나면 자연스럽게 없어지지만 가능한 한 흔적이 남지 않기를 바라는 것이 고객들의 마음이다.

처음부터 아예 흉터와 착색이 생기지 않도록 하기는 어렵다. 하지만 흉터 크기를 최소화하고 착색을 줄이는 방법은 있다. 다만 그러려면 숙련된 전문의와 전문적인 병원 시스템이 갖춰져 있어야만 한다.

◻ 마찰을 줄이는 워터쿨링과 3M 차단법

지방흡입을 할 때 흉터와 착색이 생기는 가장 큰 이유는 '마찰'이다. 지방을 흡입하려면 절개창을 내고 그 안으로 캐뉼라를 넣어 왔다 갔다 해야 하는데, 이 과정에서 마찰이 발생할 수밖에 없다. 또한 캐뉼라가 왕복하는 동안 피부에 기계적인 자극이 가해지면서 주변 피부를 손상할 수 있다.

결국 흉터와 착색을 최소화하려면 마찰과 기계적인 자극을 완화시켜야 한다. 대표적인 방법이 워터쿨링(water cooling)과 3M 차단법(3M barrier method)이다. 워터쿨링은 수술 어시스트가 지속적으로 절개창 부위에 생리식염수를 뿌려줘서 마찰력을 줄이는 방법이고, 3M 차단법은 소독된 의료용 테이프를 절개창 주변에 붙여 기계적인 자극을 완화하는 방법이다. 이 두 가지 방법을 동시에 사용해 절개창의 주변부 착색을 최대한 막고, 흉터 크기를 최소화하고 있다.

마찰과 자극을 완화시키는 워터쿨링

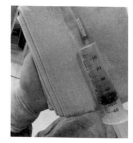

워터쿨링에 사용되는 50cc 실린지

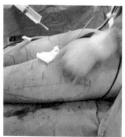

수술하는 동안 지속적으로 생리식염수를 뿌려준다.

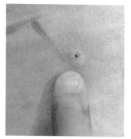

워터쿨링을 이용한 결과

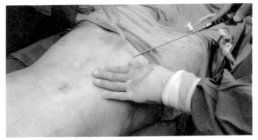
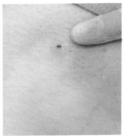

기계적인 자극을 완화하는 3M 차단법

차단법과 그 결과

◻ 절개창 개수가 적을수록 전체적인 흉터와 착색도 준다

지방흡입을 할 때는 가능한 한 절개창의 개수를 최소화하려고 노력한다. 아무리 세심한 주의를 기울여도 절개창을 통해 캐뉼라가 왔다 갔다 하다 보면 피부가 손상될 수 있기 때문이다.

절개창 개수를 최소화하기 위한 노력은 이미 오래전부터 있어 왔는데, 최근에는 40~50cm의 비교적 긴 캐뉼라를 사용하는 방법이 주목을 받고 있다. 보통 캐뉼라의 크기는 30cm 전후이다. 40cm 이상의 캐뉼라를 이용하면 추가적인 절개를 하지 않고 지방흡입을 할 수 있다. 이렇게 긴 캐뉼라는 허벅지 앞쪽 회음부 혹은 뒤쪽 엉덩이 주름 밑을 절개해 무릎 주변부 지방을 흡입할 때 사용한다.

40~50cm 캐뉼라를 사용하면 절개창의 개수를 최소화할 수 있는 장점이

있지만 단점도 있다. 캐뉼라 길이가 길어지면 잘 구부러져 컨트롤하기가 쉽지 않다. 경험이 많은 숙련된 전문의가 아니면 컨트롤을 잘못해 오히려 결과가 만족스럽지 못할 수도 있다.

캐뉼라의 종류도 다양하다

캐뉼라는 보통 크기인 30cm 캐뉼라와 이보다 긴 40~50cm 외에 15~20cm의 짧은 캐뉼라도 있다. 긴 캐뉼라는 절개창을 추가로 내지 않고 먼 부위까지 지방을 흡입하는 데는 도움이 되지만 절개창 가까운 부위에서 지방을 흡입할 때는 오히려 거추장스러울 수 있다. 절개창 가까운 부위는 상대적으로 짧은 15~20cm 캐뉼라를 사용하는 것이 효과적이다.

박리용 캐뉼라도 있다. 지방을 흡입하는 데 사용하는 캐뉼라와 유착된 부위를 뗄 때 사용하는 캐뉼라는 다르다. 전문적인 지방흡입 병원은 대부분 다양한 캐뉼라를 준비해놓고 있는데, 상황에 따라 적절한 캐뉼라를 사용하면 더 나은 결과를 기대할 수 있다.

07 ⇳ 재수술,
안전할까?

〰〰〰〰 "혹시 지방흡입을 하다 깨어나지 못하는 일은 없겠죠?"

지방흡입은 다른 수술에 비해 비교적 안전한 수술이다. 그럼에도 이런 걱정을 하는 분들이 종종 있다. 실제로 아주 드물기는 하지만 수술을 받다 목숨을 잃은 사례들이 있어 지방흡입이 100% 안전한 수술이라 말하기도 어렵다.

지방흡입 수술의 안전성을 보장하는 키는 '마취'에 있다. 지금까지 지방흡입 수술과 관련된 사고는 대부분 마취와 관련이 있다고 해도 과언이 아닐 정도로 마취는 중요하다. 마취는 또 다른 전문 영역이다. 숙련된 마취 전문의가 마취를 시작할 때부터 마취가 깨어날 때까지 환자의 상태를 모니터링 시스템을 갖추었다면 아무 걱정할 필요가 없다.

☐ 전신마취, 수면마취, 국소마취

마취는 크게 전신만취, 수면마취, 국소마취로 구분할 수 있다. 각각 장단점이 있지만 마취로 인한 위험도 측면으로만 보면 국소마취가 가장 안전하다고 해도 무방하다.

전신마취는 쉽게 말하면 생명을 유지하기 위한 최소한의 기능만을 남겨두고, 다 깊게 잠재우는 것이라 보면 된다. 의식도 없고, 아무런 감각도 느끼지 못하고 당연히 움직이지도 못하고 반사신경까지 차단돼 무의식적인 반사행동까지도 하지 않는 상태다.

환자의 상태에 따라 여러 가지 약물을 적절하게 투여해야 해서 숙련된 마취 전문의가 아니면 전신마취 자체가 어렵다. 그뿐만 아니라 수술이 진행되는 동안 상황에 따라 환자가 최적의 생리 및 마취 상태를 유지할 수 있도록 지속적으로 모니터링을 하지 않으면 사고가 일어날 위험도 크다.

마취가 깨어난 후 회복하는 데도 시간이 많이 걸린다. 전신마취 후유증도 여러 가지 형태로 나타날 수 있어 전신마취가 필요한 수술을 해야 할 때는 신경 써야 하는 부분이 많다.

다행히 지방흡입 수술은 꼭 전신마취를 하지 않아도 안전하게 수술하는 방법이 있다. 지방흡입을 할 때는 '투메슨트'라는 용액을 주입한다. 이 용액은 1987년 미국 클레인 박사가 개발한 것으로 생리식염수, 리도케인, 에피네프린, 바이카보네이트 등으로 구성되어 있다. 이중 리도케인은 국소마취제로 전신마취를 하지 않고도 통증을 경감시켜 흡입을 할 수 있도록 돕는 약물이다. 에피네프린은 혈관을 수축시켜 출혈을 줄여주고, 리도케인이 혈액 속으로 흡수되는 속도를 지연시켜준다. 바이카보네이트는 산성인 리도케인을 중화시키고 투메슨트 용액을 주입할 때 통증을 느끼지 않도록 하는 성분이다.

이러한 투메슨트 용액이 개발된 이후 전신마취를 하지 않고 투메슨트만을 사용하는 국소마취만으로도 지방흡입 수술을 할 수 있게 되었다. 투메슨트을 이용하는 국소마취는 해당 부위만 마취시키는 것이어서 안전성이 뛰어나고, 회복속도도 빠르다. 그러나 투메슨트 용액의 리도케인이 통증을 완화시켜 주지만, 수술실에서 깨어 있는 상태로 수술 과정을 인내하기는 쉬운 일이 아니다. 게다가 100% 완벽하게 통증을 차단하는 것이 아니어서 예민한 분들은 수술 도중 통증을 호소하기도 한다. 따라서 국소마취는 안전과는 별개로 불안해하거나 꺼리는 경우가 많다.

국소마취의 불안함을 해결하면서도 전신마취로 인한 불편함을 대폭 줄여주는 마취 방법이 '수면마취'다. 수면마취는 국소마취와 더불어 지방흡입을 할 때 많이 사용하는 마취법이기도 하다.

수면마취는 의학적 용어로 말하면 '중등도 진정 또는 의식하 진정'을 의미한다. 적절한 약물을 투여해 의식을 최대한 저하시켜 통증이나 불안감을 느끼지 못하게 하는 마취법이라 이해하면 된다.

수면마취를 위해 사용하는 대표적인 약물 중 하나가 '프로포폴'이다. 프로포폴은 사용법이 어렵지는 않지만 적정량 이상이 투여되면 저혈압과 호흡저하가 발생할 수 있으므로 주의해야 한다. 프로포폴로 인한 사고는 대부분마취 전문의가 아닌 의사나 간호사들이 수면마취를 하다 발생한 것이니 마취 전문의가 진행하는 수면마취라면 걱정하지 않아도 된다.

일반적으로 지방흡입할 부위가 적거나 람스와 같은 시술을 할 때는 국소마취를 많이 한다. 반면 지방흡입할 부위가 넓고, 많은 양의 지방을 빼야 할 경우에는 수면마취가 적당하다.

◻ 전문적인 마취 시스템과 안전은 비례한다

사실 마취는 안전한 마취에 필요한 장비를 모두 갖추고 마취 전문의의 주도로 진행하면 사고가 날 위험이 제로에 가깝다. 그럼에도 마취로 인한 사고가 완전히 사라지지 않는 이유는 거의 대부분 정상적인 절차를 밟지 않았기 때문이다.

수면마취에 주로 이용하는 프로포폴은 비교적 사용이 쉽다. 그래서 따로 마취 전문의를 두기 어려운 일부 개인병원에서는 마취 전문의가 아닌 의사가 직접 마취를 하기도 한다. 마취 전문의가 하더라도 수술이 있을 때만 초빙하는 형태로 마취를 진행하는 경우도 많다.

마취는 시작부터 수술 후 깨어날 때까지의 모든 과정에 영향을 미친다. 단순히 마취가 잘 되었다고 안심할 수 없다. 정상적으로 마취가 잘 되었어도 수술 도중 호흡곤란을 일으키거나 혈압이 떨어지는 등 다양한 상황이 벌어질 수 있기 때문에 신속하게 대응할 수 있는 시스템이 필요하다.

우선 마취 전문의가 상주해야 한다. 마취 전문의가 상주하지 않아 필요할 때마다 외부에서 마취 전문의를 초빙하는 형태로는 위기 상황에 신속하게 대처하기 어렵다. 수술하는 동안 세밀하게 환자의 상태를 살피고 바로 필요한 조치를 할 수 있어야 한다.

전문적인 마취 시스템을 갖춘 병원에서는 마취 전문의가 상주할 뿐만 아니라 어떤 전문의가 마취를 하는지까지도 밝힌다. 자기 이름을 걸고 마취를 하면 더욱더 책임감을 갖고 마취의 모든 과정을 책임질 것이므로 안전성은 더욱 높아진다.

안전한 마취를 위한 장비를 얼마나 갖추었는가도 중요하다. 마취통증의학과에서 권고하는 마취 관련 장비는 심전도기, 산소포화도감시장치, 자동혈압기, 호기말 이산화탄소 분압 측정기, 기도 확보와 환기보조를 위한 장비 등 여러 가지다.

대학병원은 이런 장비들을 모두 갖추었지만 지방흡입을 하는 병원 중에는 최소한의 장비만으로 마취를 하는 경우도 적지 않다. 2016년 9월 국회 보건복지위원회 새누리당 김승희 의원의 자료에 따르면, 병원급 의료기관의 경우에는 마취통증의학과 전문의가 없는 곳이 946개로, 이는 전체의 51.5%에 해당하는 수치다. 종합병원의 경우에도 4곳(1.5%)이 마취 전문의가 상주하지 않는 것으로 확인됐다.

마취의 안전성은 마취 시스템의 수준과 비례한다. 마취로 인한 사고는 마취 전문의가 상주하고 전문적인 시스템을 갖추면 얼마든지 예방할 수 있다. 다행히 요즘에는 마취에 대한 중요성을 인식하고 대학병원 못지않은 전문적인 마취 시스템을 갖추려고 노력하는 병원들이 증가하는 추세다.

처음 지방흡입을 할 때도 마찬가지지만 재수술을 할 때는 더욱더 마취 시스템을 살펴보아야 한다. 재수술은 아무래도 처음 수술할 때보다 시간이 많이 걸리고, 수술도 까다롭기 때문에 좀 더 철저하게 모니터링을 할 필요가 있다. 마취가 깰 때 최대한 통증을 덜 느끼게 해주는 것도 마취의 한 영역이다. 일반적으로 재수술 후에는 통증이 더 심한데, 전문적인 마취 시스템을 갖추었다면 통증 걱정을 덜 수 있다.

튜메센트 용액 조성 비율은 사람마다 다른가?

일반적으로는 지방흡입 시 사용하는 투메슨트 용액의 조성 비율은 일정하다. 의학적으로는 투메슨트 용액의 특정 성분이 수술 후 구토나 어지러움과 같은 불편감과 연관되어 있다고 알려져 있다. 하지만 투메슨트 용액의 각 약물마다 사용할 수 있는 최대 허용치보다 적은 용량의 약물을 사용하기 때문에 이러한 불편감은 없다고 봐도 된다. 또한 사이즈가 큰 고객의 경우에도 투메센트 용액의 투여 용량을 세심히 계산해 사용하고, 필요한 경우에는 약물의 용량을 조정하기 때문에 약물로 인한 불편감은 우려하지 않아도 된다.

재수술로 달라진 고객들의 자신감

- 전신 재수술, 제가 한 가장 잘한 결정이에요
- 나이를 거꾸로 먹느냐는 소리 들어요
- 나이는 숫자에 불과하다는 게 사실이었어요
- 작은 차이로 명품 몸매를 만들었어요
- 재수술 후 부부 사이도 많이 좋아졌어요
- 소녀에서 성숙한 여성으로 탈바꿈했어요

지 방 흡 입
재 수 술 의
모 든   것

제5장

지방흡입 재수술로
다시 자신감을
얻었어요

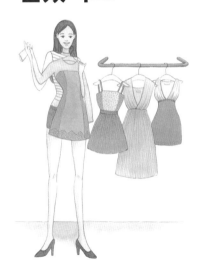

01 ❧ 전신 재수술,
제가 한 가장 잘한
결정이에요

〰〰〰〰〰   한수영(가명) 씨는 5년 전, 대학을 졸업할 즈음 전신 지방흡입 수술을 받은 분이다. 비만은 아니었지만 날씬하지도 않은, 통통한 몸매가 늘 불만이었다. 변신하고 싶었다. '맏며느리감이다. 복스럽다.'는 말 대신 '날씬하고 섹시하다.'는 말을 듣고 싶어 통장을 탈탈 털었다. 방학 때마다 아르바이트해서 번 돈과 어렸을 때부터 모아두었던 세뱃돈을 합하니 부모님께 손 벌리지 않아도 돼 과감하게 질렀다.

"처음이라 그런지 겁은 나지 않았어요. 오히려 수술 후 달라질 모습을 상상하며 설레었죠." 결과는 나쁘지 않았다. 확실히 배와 허벅지가 많이 날씬해졌고, 보는 사람들도 변화를 알아봤다. 다만 복부와 허벅지가 울퉁불퉁하고 보기 싫게 착색된 부분도 있었다. 병원에서는 수술 후 자연스러운 회복과정이니 걱정할 것 없다고 했다고 한다.

하지만 1년, 2년이 지나도록 울퉁불퉁함은 사라지지 않았다. 그나마 착색이 많이 옅어진 것은 다행이었다. 더 속상한 것은 3년이 지나면서 살이 찌더니 점점 옛날로 돌아가는 것이었다. 스트레스를 받아서인지 다이어트를 해도 살이 빠지지 않고 통통한 몸매로 회귀하고 있었다.

고민 끝에 한수영 씨는 재수술을 결심했다. 직장에 매여 있다 보니 시간을 내기가 쉽지 않았지만 무리를 했다. 더 이상 살도 살이지만 울퉁불퉁한 복부와 배 때문에 짧은 반바지도 못 입고, 여름에 수영복 한번 제대로 못 입는 신세로 살기 싫었다.

"살이 찐 것도 싫지만 울퉁불퉁한 건 더 싫어요. 재수술하면 매끈해질 수 있을까요?"

"음. 재수술이 쉽지는 않지만 한번 해보죠."

재수술은 더 어렵다. 이미 한 번 상처를 받은 분들이라 함부로 결과를 낙관하기보다는 객관적으로 정확한 상태와 결과를 알려주어야 한다. 자세한 설명을 들은 한수영 씨는 오히려 신뢰가 간다며 복부와 허벅지만 하려다 아예 복부, 허벅지, 팔 전신을 다 하기로 했다.

▢ 묻혀 있던 허리 라인을 찾았어요

5년이라는 세월이 지나면서 한수영 씨의 복부는 불룩해졌다. 처음 수술한 후 아랫배에 생겼던 요철은 끈질기게 남아 볼 때마다 신경이 쓰였다. 배 중에서도 아랫배에 특히 살이 쪘는데도 울퉁불퉁한 요철은 여전했다.

복부는 재수술임에도 지방이 꽤 많이 나왔다. 요철도 지방을 덜 빼 생긴 것이어서 추가로 지방을 골고루 빼주자 요철이 많이 개선되었다. 무엇보다 지방에 가려졌던 허리 라인이 잘록하게 살아났다. 허리 사이즈도 줄고 라인도 잘록하게 살았다.

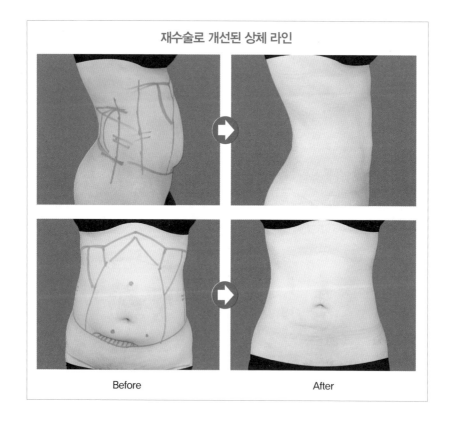

재수술로 개선된 상체 라인

Before　　　　　　　　　　　After

■ 튼실했던 허벅지, 울퉁함과 부피감 모두 개선

허벅지는 복부보다 상대적으로 살은 덜 쪘다. 하지만 허벅지 안쪽의 울퉁불퉁함은 복부보다 심하고, 걸을 때 허벅지 안쪽이 서로 부딪칠 정도로 살이 쪄 불편했다. 처음 지방흡입 수술을 할 때만 해도 적어도 허벅지가 붙지는 않았다. 허벅지에 살이 찌니 왠지 힙도 더 펑퍼짐하고 처진 느낌이라 고민이 많았다.

허벅지는 지방이 많지는 않아 허벅지 안쪽을 미니 지방흡입했다. 양쪽 허벅지에서 1,300cc의 지방을 뺐는데, 울퉁불퉁한 요철을 없애는 데 주력했다. 그 결과 요철이 많이 개선되고, 허벅지 부피감도 많이 줄었다. 한수영 씨는 더 이상 걸을 때 허벅지가 부딪치지 않는다며 신기해했다. 게다가 엉덩이는 따로 안 했는데도, 허벅지를 재수술하면서 힙이 업되는 효과까지 낼 수 있었다.

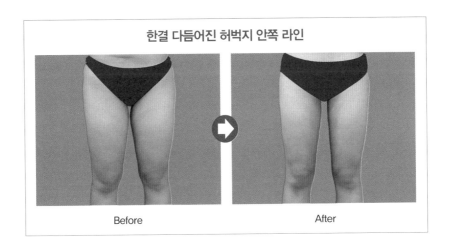

한결 다듬어진 허벅지 안쪽 라인

Before   After

□ 옆태, 뒤태의 완성은 팔 지방흡입으로

한수영 씨가 '이대로는 안 되겠다. 무슨 수를 내야 한다'는 생각을 본격적으로 하게 된 것은 팔뚝 때문이라고 한다.

"어느 날 샤워를 하고 거울을 보았는데, 웬 씨름선수가 거울 속에 있지 뭐예요. 어깨가 떡 벌어지고, 팔뚝이 불룩한 것이 영락 없는 씨름선수였어요. 등판도 얼마나 넓어 보이는지……."

한수영 씨는 삼두근 부위에 지방이 많이 몰려 있었다. 삼두근 부위를 중심으로 지방을 빼, 어깨에서 라인이 거의 일자로 떨어지도록 만들었다. 그러자 몸매가 확 달라졌다. 뒤태가 다소곳하고 여리 여리하게 바뀌었고, 옆으로 보았을 때도 팔이 슬림해 훨씬 보기가 좋았다.

전신 재수술의 효과는 놀라웠다. 너무 오래 자리를 비울 수 없어 10일 만에 출근했는데도 사람들은 단번에 한수영 씨의 변화를 알아봤다. 부기가 다 빠지지도 않았는데 몸이 너무 날씬해졌다며 10일 동안 심하게 아팠냐고 물어보는 사람도 있었다.

시간이 지날수록 점점 더 자리를 잡아가는 몸매를 보면서 한수영 씨는 요즘 살맛이 난다고 한다. 애써 만든 예쁜 몸매를 다시는 잃지 않기 위해 관리도 열심이다. 그만큼 더 예뻐질 일만 남았다.

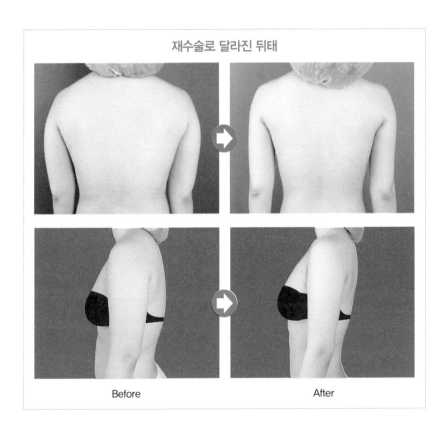

재수술로 달라진 뒤태

Before   After

02 ▼ 나이를 거꾸로 먹느냐는 소리 들어요

〰〰〰〰〰 "당신 너무 아줌마 되는 거 아냐?"

최현희(가명) 씨는 막 40세가 되던 해 남편이 툭 던진 말에 오래 고민하지 않고 바로 복부 지방흡입을 한 분이다. 그러잖아도 나이가 들면서 여기저기 붙는 군살이 거슬렸던 차였다. 30대 초반만 해도 아가씨 못지않은 S라인을 자랑하던 그녀였다. 솔직히 얼굴은 뛰어난 미모는 아니었지만 몸매만큼은 모델 못지않아 뭇 남성들의 시선을 한 몸에 받았고, 여성들의 질투 어린 부러움을 샀다.

그런데 30대 후반에 접어들면서 군살이 붙기 시작했다. 나름 군살을 빼려 노력해도 좀처럼 빠지지 않고, 점점 더 많이 붙더니 급기야는 남편으로부터 한 소리를 듣게 된 것이다. 아줌마가 아줌마 몸매가 되는 것이 당연할 수도 있지만 최현희 씨는 몸매만큼은 아가씨 몸매를 유지하고 싶었다. 그래서 주저 없이 지방흡입을 받았는데 결과는 무척 실망스러웠다.

군살이 붙긴 했어도 표준 체중이어서 뺄 지방이 별로 없어서였을까? 복부와 팔을 지방흡입 했는데, 별 변화가 없었다. 일부러 주변 사람들에게 "나 뭐 달라진 것 없어?"라고 물어봐도 "글쎄. 얼굴이 좀 부었나?" 혹은 "몸이 좋아진 것 같은데?"와 같은 엉뚱한 대답만 돌아왔다.

최현희 씨는 지방흡입하느라 돈은 돈대로 들고 아무 효과가 없자 너무 약이 올랐다. 다시는 지방흡입 하지 않고 식이요법과 운동으로 살을 빼겠다고 굳은 결심을 했지만 쉬운 일이 아니었다. 몇 년을 노력해도 나잇살이 더 늘기만 할뿐이었다. 그냥 포기하고 살까 하는 마음도 있었지만 그냥 포기하면 후회가 남을 것 같아 마지막으로 지방흡입 재수술에 도전했다.

☐ 아줌마 팔뚝이 인형 팔뚝으로

나이가 들면 제일 먼저 배에 지방이 쏠리기 시작하지만 팔도 만만치 않다. 40대가 넘으면 말랐는데도 유독 팔만 두꺼워지고 날개살이 처져 고민하는 분들이 많다. 최현희 씨도 그랬다. 팔뚝에 살이 올라 차렷 자세로 있으면 겨드랑이가 불룩하게 삐져나오기까지 했다. 열심히 운동을 해도 팔뚝살 만큼은 끈질기게 붙어 떨어지지를 않았다.

"팔뚝살은 있는 대로 다 빼주세요."

재수술을 하기 전에 최현희 씨는 간절한 눈빛으로 부탁했다. 마음 같아서야 최대한 다 빼고 싶지만 팔은 라인도 예뻐야 한다. 무조건 빼다가는 팔이 가늘어지기는 해도 울퉁불퉁해 더 보기 싫어질 수 있다. 팔 라인을 망치는 부분을 중심으로 양팔에서 400cc가량을 뺐다. 팔 재수술치곤 꽤 많은 양이었다. 전체 팔 라인을 고려하며 뺀 결과 한층 가늘고 날씬한 팔을 만들 수 있었다.

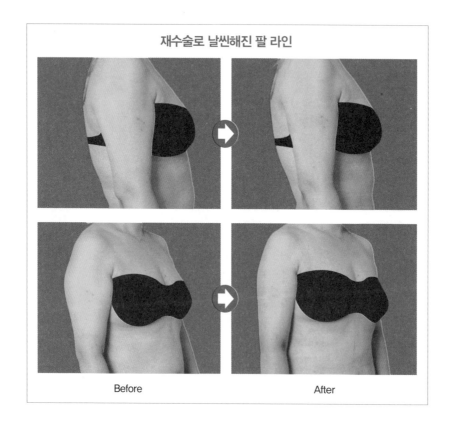

재수술로 날씬해진 팔 라인

Before   After

■ 허리가 쏙! 똥배도 쏘옥!

사실 최현희 씨의 배는 또래에 비해서는 나쁘지 않은 편이었다. 다만 배꼽을
중심으로 볼록하게 지방이 쌓여 보기가 싫었다. 아마도 처음 복부 지방을 할
때 충분히 지방을 빼지 않았던 것 같다. 배에 지방이 많지는 않았지만 생각보
다 많은 1,250cc의 지방을 뺐다. 효과는 꽤 좋았다. 볼록했던 똥배가 쏙 들어
가고, 허리 라인도 확실하게 살았다. 옆에서 보면 윗배부터 아랫배까지 거의
일자로 똑 떨어졌다.

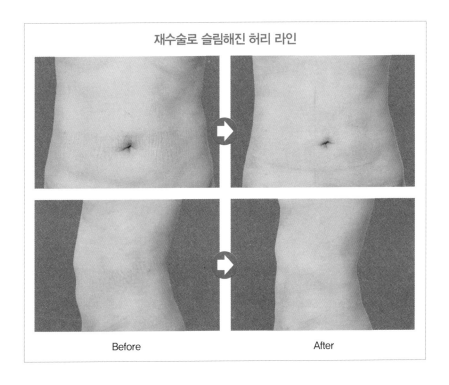

비록 처녀 적 몸매로 돌아가지는 못했어도 재수술 후 최현희 씨는 크게 만족했다.

"처음 지방흡입 했을 때는 아무도 몰라보더니, 이번에는 보는 사람마다 예뻐졌다고 해요. 더 기분 좋은 건 더 젊어진 것 같다는 거예요. 나이 드니까 예뻐졌다는 것보다 젊어졌다는 소리가 더 듣기 좋네요."

환자들을 보다 보면 나이는 얼굴로만 먹는 것이 아니라는 것을 확인하곤 한다. 얼굴은 그대로여도 나이가 들면서 배나 팔뚝에 살이 찌면 나이가 들어 보인다. 그러니 지방흡입으로 날씬한 몸매를 되찾은 최현희 씨를 보고 젊어진 것처럼 느끼는 것은 어쩌면 당연해 보인다.

03 ▼ 나이는 ▼ 숫자에 불과하다는 게 사실이었어요

ᐱᐱᐱᐱᐱ　유민희(가명) 씨는 약 15년 전에 팔 지방흡입을 한 적이 있다. 15년 전만 해도 지방흡입이 지금처럼 대중화되지는 않았었다. 하지만 40이 낼모레라는 생각을 하자 마음이 초조해졌고, 더 늦기 전에 젊음을 붙잡고 싶었다. 50이 훌쩍 넘어보니 당시 38세라는 나이는 충분히 젊은 나이라는 것을 알았지만 그때는 몸 여기저기 붙은 군살이 나이가 먹었다는 증거 같아 견딜 수가 없었다.

당시 제일 고민스러웠던 부위는 팔이었다. 두 아이를 키우면서 많이 안아주고, 집안일을 많이 해서인지 팔이 그다지 두껍지는 않지만 알통이 보기 싫게 튀어나왔다. 지방흡입을 하니 팔이 많이 슬림해져 만족했다.

이후 50이 넘을 때까지 약 15년을 그럭저럭 잘 살았다. 그런데 갱년기가 시작되면서 왠지 모르게 사는 게 재미도 없고 우울했다. 조만간 폐경이 될 것이라고 생각하니 이젠 여성의 삶이 끝나는 것만 같아 씁쓸했다. 마음 한편으로는 현실을 인정하고 그냥 살려는 마음도 있었지만 다른 한편으로는 나이는 숫자에 불과하다는 것을 믿고 싶었다. TV를 보면 50대 연예인 중 여전히 젊은 사람 못지않은 미모와 몸매를 뽐내는 사람들이 얼마나 많은가!

우울해하며 늙어가는 자신을 지켜보는 것보다 도전해보고 싶었다. 또한 오래전 지방흡입의 경험이 나름 좋은 기억으로 남아 결정이 무척 어렵지는 않았다. 이왕 하는 김에 팔보다 더 심각한 복부까지 함께 재수술을 하기로 마음먹었다.

▣ 축 처졌던 날개살과 안녕을 고하다

15년 전 다른 병원에서 팔 지방흡입을 할 때 약 750cc가량 지방을 뺐다. 두툼해지던 팔뚝이 지방흡입을 하자 슬림해져 40이 낼모레인데도 자신 있게 민소매 옷을 입고 다녔다. 하지만 긴 세월이 흐르면서 팔은 점점 보기 싫게 변했다. 겨드랑이 앞이나 뒤 모두 볼록하게 살이 쪄 더 보기가 싫었다. 팔을 들면 축 처져 출렁거리는 날개살도 걱정거리였다.

날개살은 탄력이 없어 쳐지는 것으로 오해하는 분들이 많은데, 사실은 지방이 많아 쳐진다. 날개살이 있는 부분을 중심으로 충분히 지방을 빼주자 많이 개선되었다. 팔에서만 지방을 빼는 데 그치지 않고, 앞볼록과 뒷볼록에서도 지방을 빼주었다. 그 결과 어깨 라인에서 일자로 똑 떨어지는 예쁜 팔 라인이 완성되었다.

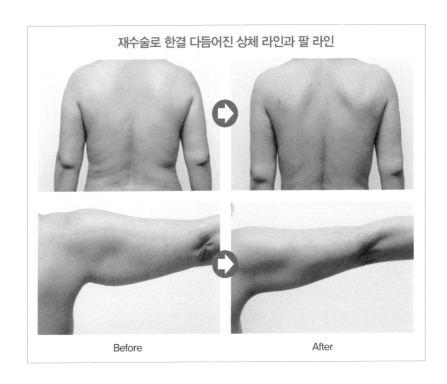

재수술로 한결 다듬어진 상체 라인과 팔 라인

Before   After

☐ 중년 여성의 뱃살 변신은 무죄

여성들이 갱년기에 접어들면 여성 호르몬이 줄면서 복부에 살이 찌기 쉽다.
여성 호르몬이 지방을 분해해주는 역할도 하기 때문이다. 그래서 나이가 들
면 체념하고 어느 정도의 뱃살은 체념하는 경우가 많다. 유민희 씨도 마찬가
지였다. 하지만 그냥 넘기기에는 배가 너무 불룩했다. 똥배만 나온 것도 아
니고 윗배부터 전체적으로 풍선처럼 부풀어 있어 여성스러운 라인과는 거리

가 멀었다.

그렇다고 팔과는 달리 복부는 좀 염려스러웠다. 아무래도 젊었을 때보다 피부 탄력이 많이 떨어졌을 텐데, 뚱뚱한 배에서 지방을 많이 빼면 혹시 쭈글쭈글해질까 걱정스러워서였다. 고민 끝에 복부 지방흡입을 했다. 워낙 배의 볼륨이 있어서 3,500cc 이상 지방이 흡입되었다.

결과는 아주 만족스러웠다. 배가 거의 일자 배로 바뀌었고, 러브핸들도 최대한 지방을 빼 라인이 확실하게 개선되었다. 우려했던 것과는 달리 피부 탄력도 나쁘지 않아 탄탄하게 잘 회복되었다.

"복부 지방흡입 안 했으면 크게 후회할 뻔 했어요. 정말 신기하네요."

스스로도 믿기지 않는다는 듯 자신의 배를 내려다보던 유민희 씨의 모습이 오래 기억에 남는다.

몸은 마음을 담는 그릇이라고 했던가. 유민희 씨는 보기 싫은 군살을 덜어내고 젊었을 때의 예쁜 몸매로 돌아가면서 갱년기 우울증을 털어낼 수 있었다.

"다시 태어난 기분이에요. 사는 게 지루했는데, 뭐랄까 새로운 기대감이 들어요."

지방흡입 재수술은 단순히 유민희 씨의 몸만 바뀌어놓은 것이 아니라 삶을 변화시켰다. 지금 유민희 씨는 운동도 열심히 해 몸매와 건강을 동시에 지키고 있다. 봉사 활동도 열심이다. 몸이 건강하고 예뻐지자 여유가 생기면서 세상을 보는 눈도 훨씬 너그러워지고, 미약한 힘이나마 다른 사람들을 돕고 싶다고 한다.

"하루가 어떻게 지나는지 모르겠어요. 젊었을 때보다 오히려 지금이 훨씬 의욕이 생기네요."

유민희 씨는 그녀의 바람대로 '나이는 숫자에 불과하다.'는 것을 스스로 입증하는 삶을 살고 있다. 60대, 70대가 되어도 지금처럼 여전히 젊고, 멋질 것으로 기대된다.

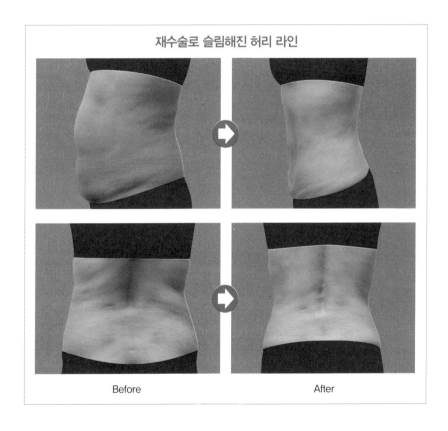

재수술로 슬림해진 허리 라인

Before   After

04 ▾ 작은 차이로 명품 몸매를 만들었어요

뚱뚱한 사람들만 지방흡입에 관심이 있다고 생각하면 오산이다. 요즘에는 날씬한 분들도 지방흡입을 많이 한다. 남들이 봤을 때는 '할 데도 없는데 요란을 떤다.'고 생각할 수도 있는 분들도 더 예쁜 몸매를 만들기 위해 노력을 아끼지 않는다.

손정은(가명) 씨도 넓게 보면 더 예뻐지기 위해 수술을 선택한 경우다. 전체적으로 길쭉한 느낌의 손정은 씨는 얼굴도 예쁘고 몸매도 괜찮았다.

"몰라서 그래요. 지금 옷으로 가려서 그렇지 배와 허벅지에 얼마나 살이 많은지 몰라요."

손정은 씨의 말대로 복부, 특히 아랫배에 살이 찌고, 허벅지가 다소 부담스러운 느낌을 주는 것이 사실이었다. 몇 년 전 처음 수술을 할 때 아랫배와 허벅지에서 충분히 지방을 빼지 않은 것이 화근이었다.

"늘 아쉬웠어요. 처음부터 지방흡입을 했는데도 아랫배가 남아 있더라고요. 그때 재수술을 할 걸, 괜히 시간만 끌었어요."

지방흡입은 단순히 지방을 덜어내는 것이 아니다. 지방은 많이 없어졌어도 미세하거나마 라인이 울퉁불퉁하거나 둔탁하면 만족하기 어렵다. 손정은 씨도 그래서 내내 아쉬워했었고, 재수술을 결심하게 된 것이다.

☐ 귀여운 똥배는 없다

"남자 친구한테 똥배 때문에 걱정이라고 하면 괜찮다고 했어요. 제 똥배 정도는 귀여운 애교 수준이라나? 하지만 귀여운 똥배가 어디 있어요. 전 정말 싫어요."

재수술을 앞두고 손정은 씨가 한 말이다. 남자 친구는 진심이었을 수도 있는데, 손정은 씨는 자신의 마음을 몰라주는 남자친구가 어지간히 섭섭했던 모양이다.

사실 손정은 씨의 배는 아랫배와 옆구리에서 조금만 지방을 빼면 되는 수준이었다. 실제로 옆구리와 아랫배에서 총 1,250cc만 뺐는데, 이는 체형을 고려했을 때 그리 많은 양은 아니었다. 그런데도 라인의 변화는 확실했다. 아랫배가 들어가면서 배는 탄탄해졌고, 허리 라인도 잘록하고 매끄러워졌다. 뺀 지방량은 그리 많지 않았지만 라인이 확실하게 사니 훨씬 날씬한 느낌을 주었다.

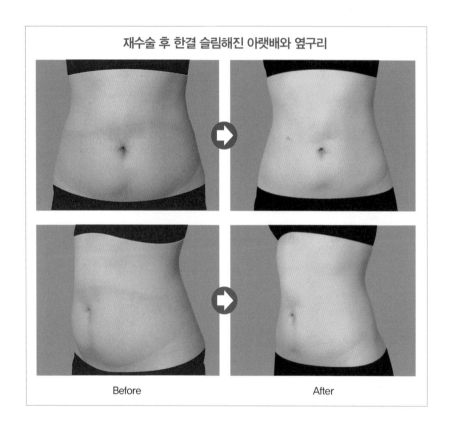

재수술 후 한결 슬림해진 아랫배와 옆구리

Before
After

◻ 작은 차이가 더 빛나는 허벅지의 변화

손정은 씨의 그나마 복부는 허벅지에 비하면 뺄 지방이 많은 편이었다. 허벅지는 승마살이 조금 튀어나왔지만 아주 거슬리지는 상태는 아니었다. 엉덩이 볼륨감도 적당했고, 무릎 위와 연결되는 허벅지는 별로 뺄 지방이 없었다.

허벅지 라인을 망가뜨리는 주범은 대부분 승마살이다. 승마살에서 전체 허벅지 라인을 고려하며 지방을 빼주고 허벅지 안쪽에서도 라인을 정리하였다. 그것만으로도 허벅지가 늘씬해 보이면서 다리가 길어 보이기까지 했다.

체중이 많이 나가는 사람들은 1kg쯤이야 식사만 해도 왔다 갔다 한다. 하지만 표준체중이거나 마른 분들은 1kg만 빠져도 느낌이 확 달라진다. 손정은 씨를 보면서 때로는 작은 차이가 얼마나 큰 변화를 낳는지를 알 수 있었다.

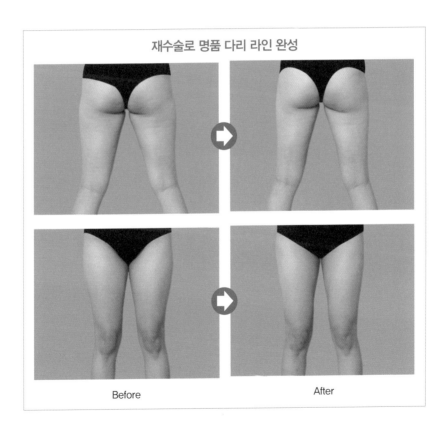

재수술로 명품 다리 라인 완성

Before   After

05 ▼ 재수술 후 부부 사이도 ▼ 많이 좋아졌어요

〰〰〰〰 아이를 낳는다는 것은 여성들만이 누릴 수 있는 축복임이 분명하다. 하지만 임신과 출산을 겪으면서 몸매가 망가지기 쉬운 것도 사실이다. 아이를 키우느라 식사를 제때 못하고, 몸은 힘들어도 제대로 운동할 시간이 없으니 여기저기 군살이 붙는 것을 막기가 어렵다.

하태경(가명) 씨도 30대 초반에 첫아이를 낳고 살이 많이 쪘었다. 원래 많이 먹는 편이 아니었는데, 임신과 함께 식욕이 늘면서 먹고 싶은 것 다 먹었더니 체중이 20kg이나 불었다. 그래도 출산하고 빼면 된다고 편하게 생각했는데, 마음처럼 되지 않았다. 10kg은 뺐는데, 10kg은 그대로 남아 있었다.

고민 끝에 아이가 어린이집에 가기 시작할 즈음 지방흡입 수술을 받았다. 좀처럼 빠지지 않는 배와 허벅지 두 군데 지방흡입을 했는데, 결과가 기대에 미치지 못했다. 사이즈는 많이 줄었는데 라인이 예쁘지 않았다. 허벅지는 울퉁불퉁 요철까지 생겨 보기만 해도 우울했다.

"수술만 하면 처녀 적 몸매가 된다더니 어떻게 된 일이야?"

가뜩이나 속상한데, 남편은 불난 집에 부채질했다. 괜히 남편에게 화살이 돌아가 부부 사이도 나빠졌다. 남편이 쳐다만 봐도 수술한 부위를 보는 것 같아 짜증이 났다. 그렇게 2년이 지나는 동안 스트레스 때문인지 살은 더 쪘다. 수술하기 전보다 몸이 더 불어 더 이상 그대로 있을 수는 없다는 생각에 재수술을 결심했다.

▢ 요요로 뚱뚱해진 배를 날씬하게

하태경 씨는 배꼽을 중심으로 배가 볼록하게 나왔지만 다행히 러브핸들까지 많이 생긴 상태는 아니었다. 조금 더 놔두었으면 옆구리까지도 살이 많이 붙었겠지만 재수술을 하고자 내원했을 당시에는 앞으로는 볼록 나온 상태여서 미니 지방흡입만으로도 개선이 가능했다.

배꼽 주변에 집중적으로 몰려있는 지방을 흡입했다. 그것만으로도 복부의 전체적인 볼륨감이 많이 줄었고, 옆에서 보았을 때의 복부 라인도 많이 개선되었다.

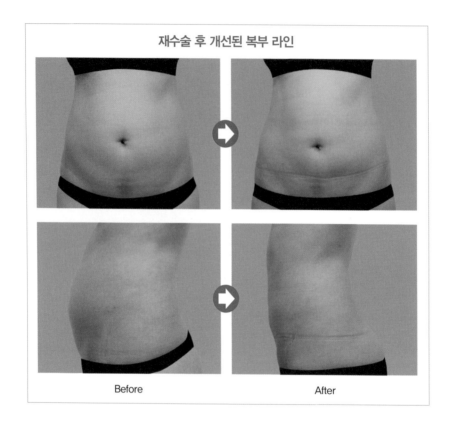

재수술 후 개선된 복부 라인

Before   After

▣ 울퉁불퉁한 허벅지와 둔탁한 엉덩이 개선

하태경 씨는 불룩한 배도 고민거리였지만 허벅지가 더 큰 고민이었다. 허벅
지가 두꺼운데다 울퉁불퉁해 짧은 치마나 반바지를 입을 수가 없었다. 엉덩
이에도 살이 많이 쪄서 너무 둔탁한 느낌이었다.

　최대한 허벅지의 울퉁불퉁함을 개선하기 위해 골고루 지방을 빼면서 엉덩이에서도 지방을 뺐다. 그 결과 허벅지와 엉덩이의 볼륨감이 줄고 라인도 많이 개선되었다. 무엇보다 허벅지와 엉덩이 지방흡입으로 부각되어 보이던 엉덩이의 볼륨이 감소하여 하태경 씨의 만족감을 더했다.

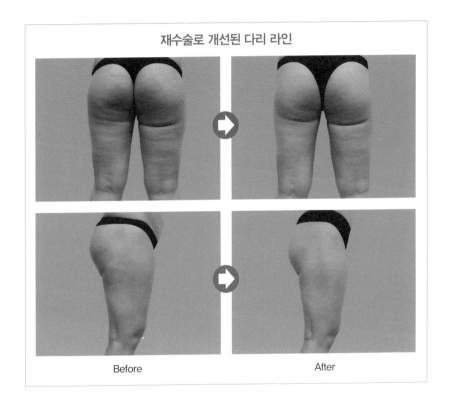

재수술로 개선된 다리 라인

Before　　　　　　　　After

　재수술은 성공적이었다. 완전히 결혼하기 전의 날씬했던 몸매로 돌아가지는 못했지만 전체적으로 볼륨이 많이 줄고, 라인이 살아 보기 좋았다. 더욱더 하태경 씨를 살맛나게 하는 것은 부부관계가 회복되었다는 것이다.

"선생님. 고맙습니다. 첫 수술 실패 후 남편하고 데면데면하게 지냈는데, 재수술 후 다시 신혼으로 돌아간 기분이에요."

실제로 여러 논문에서 지방흡입 후 부부관계의 만족도가 상승한다고 보고하고 있다. 지방흡입으로 아름다운 몸매를 만들면 매력이 증가해 실제적인 횟수가 증가하고, 만족도가 높아진다는 것이 공통된 결과다. 지방흡입 후 몸만 변화한 것이 아니라 삶까지 예쁘고 행복하게 변했다니 의사로서 그보다 더 보람된 일이 없다.

06 ▾ 소녀에서
성숙한 여성으로
탈바꿈했어요

〰〰〰〰〰〰 장나래(가명) 양은 2년 전 수능 끝내고 전신 지방흡입 수술을 한 적이 있다. 대부분의 시간을 앉아서 공부만 하느라 몸매가 엉망이 되었지만 일단 원하는 대학에 들어가는 것이 먼저라는 생각에 공부에 전념했다. 부모님도 수능 잘 끝나면 하고 싶은 것 다 해주겠다고 해서 이를 악물고 공부했다.

노력은 장나래 양을 배신하지 않았다. 수능은 실수하지 않고 잘 치렀고, 수시로 명문대에 합격했다. 합격자 발표가 나던 날, 장나래 양은 당당하게 부모님께 요구했다.

"저 전신 지방흡입 수술을 받고 싶어요."

부모님은 조금은 탐탁지 않아 했지만 장나래 양의 소원을 들어주었다. 수술 결과는 썩 나쁘지 않았다. 공부하느라 통통해졌던 몸매가 날씬해지면서 예뻐졌다는 소리도 많이 들었다. 그런데 대학 입학 후 동아리 활동도 많이 하고, 그동안 못 놀았던 걸 한꺼번에 놀다 보니 다시 체중이 증가해버렸다. 기껏 만들어놓았던 S라인이 무너지고, 통통한 몸매로 돌아가 버렸다.

결국 2년 만에 재수술을 하기로 했다. 살이 찌면서 귀엽다는 말을 듣기도 했지만 장나래 양은 매력적인 여성이 되고 싶었다. 간혹 공부 잘하는 여학생에게 "외모가 떨어지니 공부라고 열심히 해야지."라는 악의에 찬 말을 하는 사람들이 있는데, 그런 말도 안 되는 편견을 깨뜨리고 싶은 마음도 있었다.

한 번 지방흡입을 경험한 터라 재수술을 결정하는 데는 그리 오랜 시간이 걸리지 않았다. 재수술을 해서 날씬해지면 정말 관리를 열심히 하겠다고 다짐하며 수술대에 올랐다.

◻ 가늘고 일자로 떨어지는 팔 라인 완성

팔은 아주 두껍지는 않지만 살이 찌면서 일자라인이 무너진 상태였다. 팔 라인은 차렷 자세를 했을 때 어깨에서 일자로 떨어져야 가장 예쁘다. 재수술의 경우 유착이나 근육 때문에 처음 지방흡입을 할 때보다 흡입량이 적은 경우가 많은데, 장나래 양의 경우는 비교적 지방이 잘 나온 편이었다. 특히 팔 바깥쪽 라인에서 지방이 잘 빠졌다. 약 600cc를 양쪽 팔에서 빼고, 앞볼록과 겨드랑이 부분에서 200cc 가량 지방이 흡입되었다.

재수술 결과는 만족스러웠다. 팔 사이즈도 줄고, 라인이 예쁘게 떨어지면서 뒤태만 보면 전혀 다른 사람 같은 느낌을 줄 정도였다.

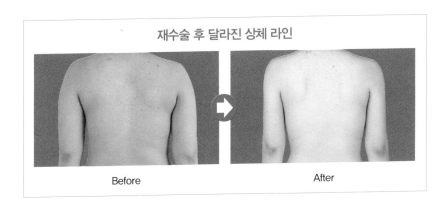

재수술 후 달라진 상체 라인

Before　　　　　　　　　　After

□ 군살에 파묻혔던 허리 라인의 부활

복부는 살이 많이 찐 상태는 아니었다. 다만 허리에 군살이 많이 붙으면서 일자 허리가 된 것이 문제였다. 지방이 많은 아랫배와 허리에서 골고루 지방을 빼 군살에 파묻혀있던 허리 라인을 살릴 수 있었다.

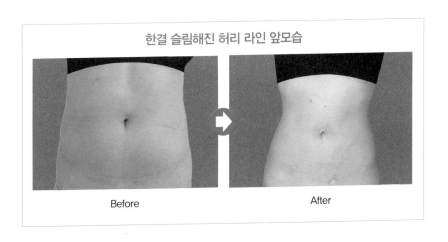

한결 슬림해진 허리 라인 앞모습

Before　　　　　　　　　　After

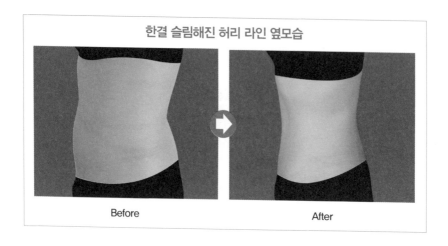

한결 슬림해진 허리 라인 옆모습

Before　　　　　　After

■ 허벅지, 엉덩이 지방흡입으로 S라인 완성

원래 허벅지는 살이 잘 찌는 부위 중 하나다. 장나래 양도 그 어떤 부위보다 허벅지에 살이 많이 붙었다. 승마살이 불룩한데다 허벅지 안쪽도 살이 쪄 붙어버렸다. 걸어 다니면 허벅지가 쓸려 거추장스러울 정도였다. 운동은 안 하고 매일 사람들과 모여 앉아 있는 시간이 많다 보니 더욱 허벅지에 지방이 축적되었다.

허벅지 재수술 결과는 상당히 만족스러웠다. 근육이 많아 재수술이 쉽지는 않았지만 근육의 모양을 잘 감안해가며 최대한 지방을 뺐다. 엉덩이에서도 지방을 조금 더 빼 둔탁한 라인을 개선하였다. 늘씬하면서도 균형 잡힌 허벅지가 완성된 것이다.

장나래 양을 보면 모든 걸 다 갖춘 행복한 아가씨란 생각이 든다. 재수술

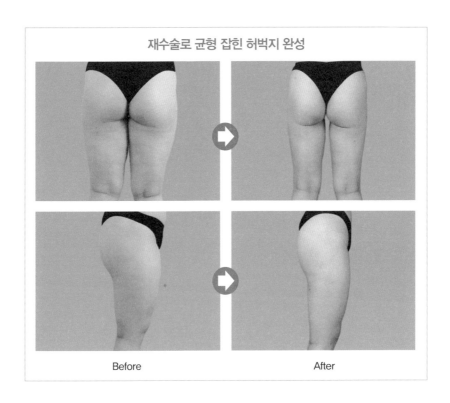

재수술로 균형 잡힌 허벅지 완성

Before   After

을 위해 상담을 하면서 겪은 장나래 양은 예의 바르고 착한 아가씨였다. 날씬
한 외모까지 더해지니 더욱더 자신감을 가지고 활발해진 느낌이었다. 앞으로
몸과 마음이 더 멋진 여성이 되기를 기대해본다.

박윤찬 병원장이 말하는 지방흡입 재수술

• 공감은 더하고 지방은 빼주는 감성 닥터, 박윤찬 병원장

지 방 흡 입
재 수 술 의
모 든 것

제6장

지방흡입 재수술
명의가 말한다

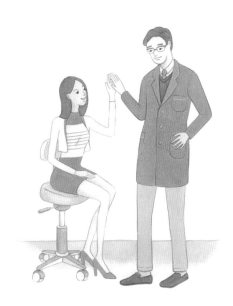

01 공감은 더하고
지방은 빼주는 감성 닥터,
박윤찬 병원장

〰〰〰 의사가 환자를 치료할 때 갖춰야 할 덕목은 많다. 해박한 의학지식과 풍부한 임상 경험은 기본이다. 이보다 더 중요한 덕목은 '공감' 능력이다. 아무리 실력이 뛰어난 의사도 환자들의 마음을 헤아려주고 공감해주지 못하면 환자들로부터 신뢰를 얻기 어렵다. 특히 지방흡입처럼 몸과 마음을 함께 치유해야 하는 경우라면 더더욱 공감할 수 있는 의사여야 환자들이 안심하고 수술을 받을 수 있다.

그런 점에서 박윤찬 부산365m병원의 병원장은 명실공히 최고의 명의다. 처음 받은 수술 결과가 좋지 않아 몸과 마음이 황폐해지고, 의사와 병원에 대한 불신이 하늘을 찔렀던 환자들도 박윤찬 병원장과 상담을 하다 보면 믿고 의지하고픈 마음이 생긴다. 한마디로 '라포(상호신뢰관계)'가 형성되는 것이다.

물론 365mc 원장님 대부분이 환자들로부터 신뢰를 받지만 특히 박윤찬 병원장이 따뜻하면서도 믿을만한 의사로 각광을 받는 데는 이유가 있다. 바로 의사이자 자신이 직접 지방흡입을 받은 환자였기에 가능한 일이었다. 직접 수술을 받아본 의사이기에 환자들은 그의 조언에 더욱 귀 기울이고, 편안한 마음으로 자신을 맡길 수 있는 것이다.

■ 365mc 최초로 직접 지방흡입을 받은 의사

박윤찬 병원장은 원래부터 날씬한 몸매는 아니었다. 대학 시절부터 시작했던 다이어트는 지방흡입을 받기 전까지 끊임없이 이어졌다. 대학생일 때는 여름방학 두 달 동안 독하게 굶어 12kg을 뺀 적도 있다. 하지만 얼마 가지 못해 요요로 100kg에 육박했다.

의사가 된 후에는 더 살이 찌기 시작했다. 불규칙한 생활에 더 많이 먹고 바빠서 운동을 못 하는 사이 어느새 110kg을 찍더니, 전문의 시험을 준비할 때는 120kg에 육박했다. 그 후 다이어트와 요요를 반복하다 3년 동안 금주를 하는 특단의 조치로 82~85kg을 유지할 수 있었다. 그런데 또다시 살금살금 살이 찌더니 불과 몇 달 사이에 체중이 5kg 이상 쪄버렸다.

"또 다이어트를 시작해야 하나 고민하다 이참에 아예 다이어트에 종지부를 찍고 싶다는 마음이 생겼어요. 마침 365mc에서 원장들을 대상으로 한 프로그램이 있어 응모했고, 최종 대상으로 선발되었어요."

지방흡입을 결심하면서 박윤찬 병원장은 목표 체중을 공표해버렸다. 대외

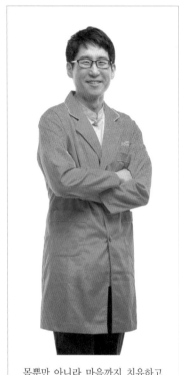
몸뿐만 아니라 마음까지 치유하고
싶다는 박윤찬 병원장

적으로 목표를 공표하면 그 목표를 달
성할 가능성이 높아지기 때문에 365mc
고객들에게 100일 동안 금주와 야식 금
지를 약속했다.

"당시 제 목표 체중은 78kg이었어요.
중학교 이후에 한 번도 가보지 못했던
체중이죠. 그런데도 고객들 앞에서 약
속한 것은 스스로 할 수 있다는 의지를
다지면서 다른 한편으로는 고객들에게
도 할 수 있다는 자신감을 심어주고 싶
었어요."

수술은 성공적으로 잘 끝났다. 살이
찌면서 생긴 여유증과 불룩한 복부와
러브핸들 지방흡입 수술을 받았다. 수
술 후 식이요법과 운동을 열심히 해 고
객들과 약속한 대로 91kg이었던 체중을
78kg으로 감량할 수 있었다. 무엇보다 운동으로 축축 늘어졌던 가슴살과 뱃
살을 없애고 탄탄한 가슴 근육과 복근을 만들 수 있었던 것이 큰 성과다.

수술 후 박윤찬 병원장은 완전히 다른 사람처럼 변했다. 푸근한 아저씨
는 사라진 지 오래다. 탄탄한 근육을 자랑하는 멋진 몸짱 의사만이 있을 뿐
이다.

지방흡입 후 달라진 상체 라인

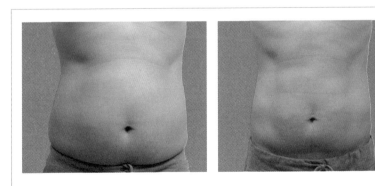

지방흡입 전(왼쪽)과 후(오른쪽). 체중은 91kg에서 78kg로 감량했고, 허리 사이즈는 99cm에서 88.5cm로, 복부 사이즈는 99cm에서 90cm로 줄었다.

수술 전 복부(왼쪽) 수술 2달 후 복부(오른쪽)

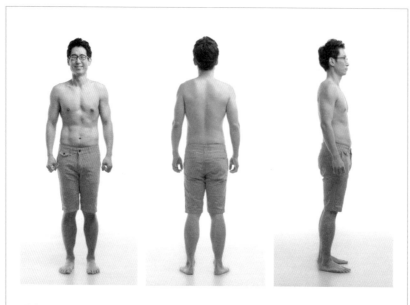

지방흡입 후 앞(왼쪽), 뒤(가운데), 옆(오른쪽) 모습

🔲 아는 만큼 공감한다

머리로 아는 것과 몸으로 직접 체험해 아는 것은 큰 차이가 있다. 박윤찬 병원장은 지방흡입 전문가였기에 그 누구보다도 이에 대해 잘 알고 있었다. 특히 365mc는 가장 안전하고 체계적인 방법으로 최대의 효과를 끌어내는 시스템을 갖추고 있는 것으로 유명하다. 365mc 지방흡입 전문의로 일하면서 충분히 그 시스템을 검증했기에 수술을 결정하는 데 주저함이 없었다.

그럼에도 환자들이 수술 전부터 수술 후까지 겪는 과정을 직접 경험해보니 감회가 남달랐다. 의사로서 아는 것과 환자로서 느끼는 감정은 별개였다.

"재수술 환자들은 한 번 경험을 해서 지방흡입이 안전하다는 것은 아는데, 처음 하는 분들은 은근히 걱정들을 하세요. 안심을 시켜도 지나치게 걱정을 하는 분들을 보면 솔직히 이해를 못 했어요. 그런데 제가 수술을 받아보니 큰 수술이든, 작은 수술이든 수술을 받는 입장에서는 무서울 수 있겠다는 것을 느꼈어요."

박윤찬 병원장은 다른 환자들과 똑같은 단계를 거쳤다. 수술 전 3D 체형 검사, 혈액검사, 초음파검사, 체성분 검사부터 맞춤상담, 그리고 수술 당일 과 회복실에서 충분한 수면과 휴식을 취하는 과정까지 빠짐없이 경험했다.

"아주 좋은 경험이었어요. 각 단계별로 환자들이 이런 감정을 느꼈겠구나 생각하니 진즉 수술을 받았으면 좋았을 것이란 생각까지 들었어요."

원래도 환자들로부터 따뜻하고 환자들을 잘 이해해주는 의사라는 평가를 받던 박윤찬 병원장이었다. 직접 수술을 받고 난 후 그는 더 따뜻하고 믿을만 한 명의로 자리를 잡았다. 똑같은 말을 하더라도 박윤찬 병원장이 하면 다르 다는 것이 환자들의 공통된 반응이다. 자신이 직접 환자가 되어 지방흡입을 받은 의사만이 공감할 수 있는 부분이 다르기 때문일 것이다.

박윤찬 병원장은 지방흡입 환자들에게 있어 살아 있는 교본과도 같은 역 할을 하기도 한다. 지방흡입은 수술을 받은 것만으로 끝나지 않는다. 자신이 목표했던 모습을 완성하기 위해서는 노력을 해야 한다. 표준체중을 유지하려 노력하고, 운동으로 탄력 있는 근육을 만들 필요도 있다. 그런 노력도 없이 수술 했으니 당장 달라질 수 있으리라 기대하는 것은 최종적인 결과를 반감시킬 수도 있다.

이런 이야기를 직접 경험하지 않은 사람이 하면 때로는 반감을 불러일으킬 수 있다. 운동하고, 살 빼고, 식사 덜해야 한다고 하면 대부분 "그게 어디 쉽나요?"라고 말한다. 아마 속으로는 "네가 해봐라. 그게 말처럼 쉬운 것인지."라고 말할 수도 있다.

하지만 박윤찬 병원장은 몸소 가능하다는 것을 보여준 장본인이다. 스스로 할 수 있다는 것을 보여주고, 당신도 할 수 있다는 것을 독려한다. 그래서 환자들은 박윤찬 병원장의 말은 의사가 당연히 하는 당부가 아니라 조금 먼저 목표를 이룬 선배의 조언이자 따뜻한 격려로 받아들인다.

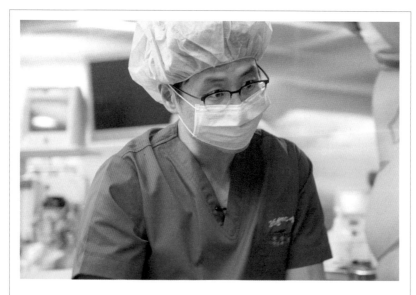

수술에 들어가기 전 환자를 디자인하는 모습

"몸뿐만 아니라 마음까지 치료할 수 있는 의사가 되고 싶어요. 사실 비만과 고통받는 분들은 몸보다 마음이 더 아픈 경우가 많거든요."

이미 박윤찬 병원장의 바람은 현실이 되었다. 하지만 앞으로 더 많은 고객과 소통하고 공감하며 몸과 마음을 다 치유해주는 더 큰 명의가 될 것이라 믿어 의심치 않는다.

고객들뿐만 아니라 지방흡입을 하는 다른 의사들과의 소통에도 열심이다. 수술하면서 쌓은 경험과 노하우를 다른 지방흡입 전문의들과 나누면서 지방흡입이 지금보다 더 발전하고 더 많은 고객이 몸과 마음의 상처를 치유할 수 있기를 기대하고 있다.

지 방 흡 입
재 수 술 의
모 든 것

책 속 부록

지방흡입 부위별
Before & After

- 복부
- 허벅지
- 팔

| 지방흡입 부위별 Before & After

복부

1. 임미선(가명, 44세)

1년 전 타 병원에서 지방흡입을 하고, 울퉁불퉁함이 너무 심해 재수술을 한 분이다. 지방은 많이 나오지 않았지만 요철과 라인이 많이 개선되었다.

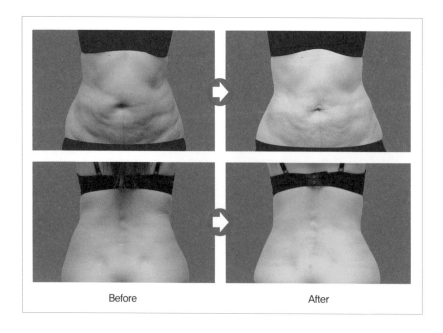

Before   After

2. 양숙자(가명, 54세)

요철도 심하고 주름도 두 겹, 세 겹 깊게 파여 재수술을 받았다. 재수술임에도 복부에서 1,300cc의 지방이 나왔다. 제일 눈에 거슬렀던 배꼽 밑 일자주름이 없어지고, 나머지 주름도 많이 개선되었다. 워낙 요철이 심해 재수술 후에도 미세요철은 조금 남았다.

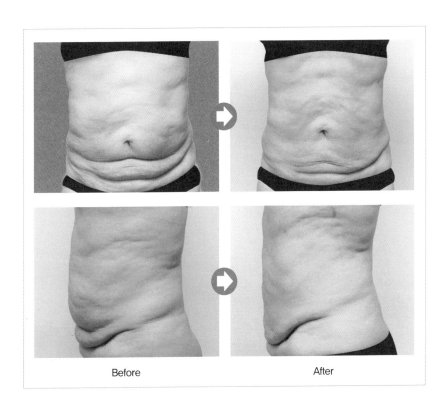

Before   After

3. 최미영(가명, 36세)

10년 전 다른 병원에서 복부 지방흡입을 한 후 잘 유지하다 30세가 넘으면서 복부, 특히 아랫배에 살이 쪄 재수술했다. 아랫배의 볼륨이 눈에 띄게 줄었다.

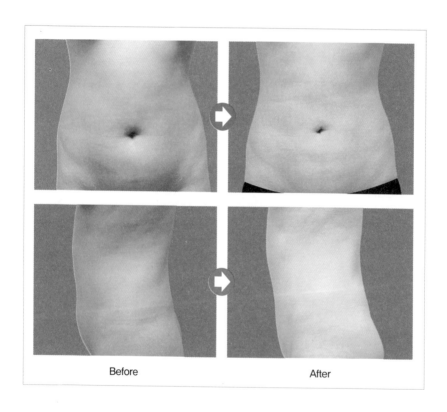

Before   After

4. 황정미(가명, 55세)

유난히 윗배에 지방이 많이 몰려 윗배에서 집중적으로 지방을 뺐다. 윗배와 옆구리의 볼륨감이 한결 줄어 매끄러운 복부로 변신했다.

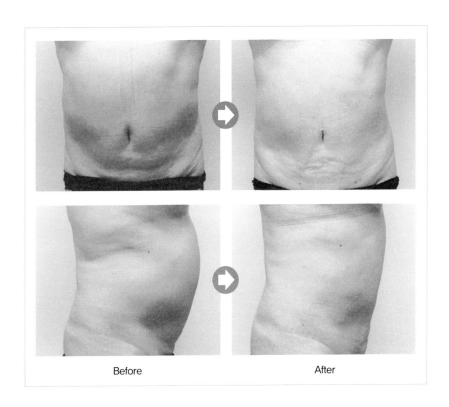

Before   After

5. 이희승(가명, 35세)

하복부와 러브핸들에서 추가로 지방을 빼 허리 라인이 많이 개선되었다.

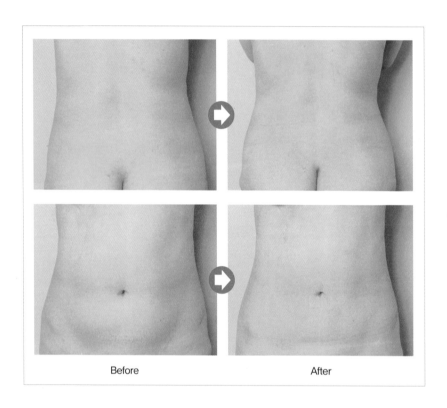

Before   After

6. 정혜정(가명, 42세)

옆구리와 아랫배에 지방이 많아 항아리 허리 라인을 보였는데, 재수술로 볼
륨이 많이 줄었고, 아랫배에 깊게 파였던 주름이 개선되었다.

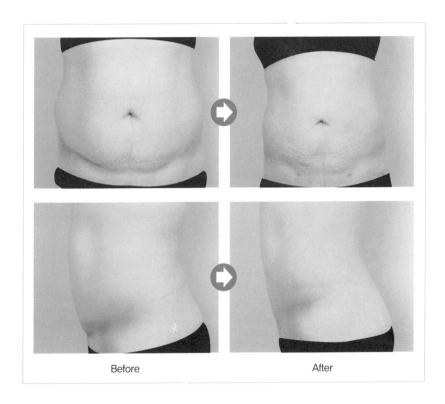

Before   After

7. 채주원(가명, 34세)

배꼽 주변으로 지방이 많고 왼쪽 옆구리에 미세한 요철이 있었는데 재수술로
볼륨과 라인 모두 개선되었다.

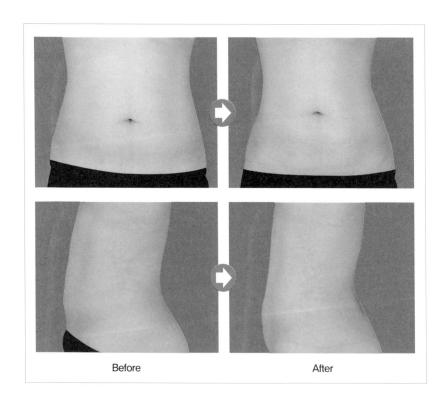

Before　　　　　　　　　　　　　　　After

8. 이정수(가명, 33세)

아랫배에 특히 지방이 많았고, 치골 부위에도 지방이 많아 굴곡이 진 상태였다. 복부 지방흡입 재수술로 볼륨감이 많이 줄고 허리 라인도 자연스러워졌다.

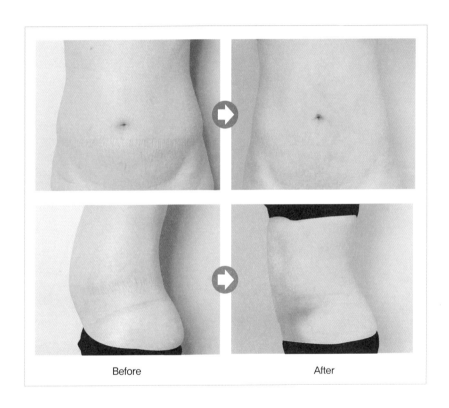

Before   After

9. 윤소미(가명, 31세)

흡입과 이식을 통해 복부 전면부와 옆구리의 심한 요철(울퉁불퉁함)이 개선
되었다.

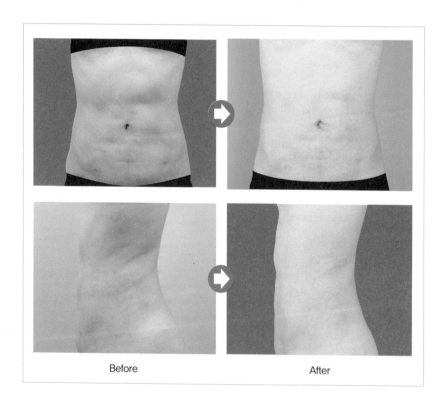

Before   After

10. 이소라(가명, 34세)

장액종 후 발생한 심한 복부 요철을 2번의 재수술로 교정하였다.

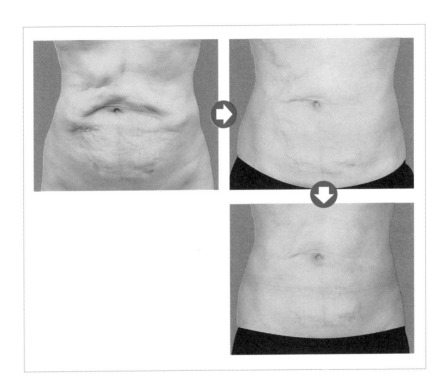

11. 최수빈(가명, 33세)

배꼽 주변부의 주름과 남은 지방층을 2번에 걸친 재수술로 교정하였다.

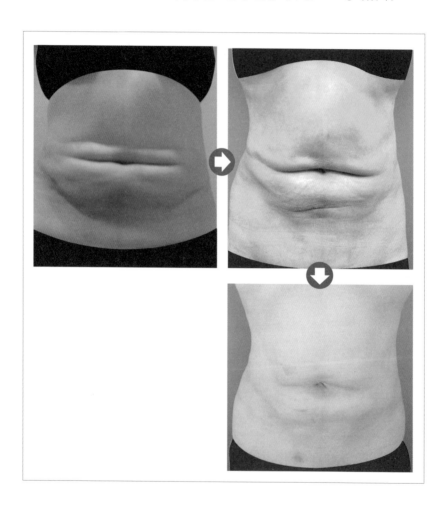

허벅지

김혜원(가명, 30세)

허벅지 안팎으로 지방이 많아 추가로 지방을 빼 허벅지 라인을 예쁘게 다듬었다.

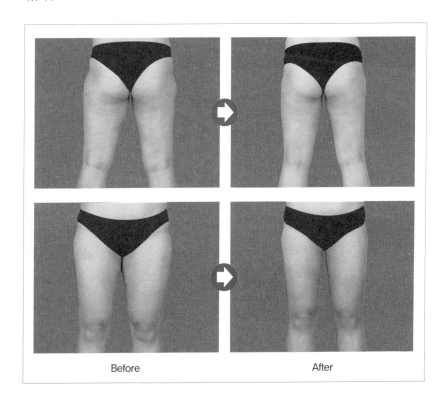

Before   After

2. 최성주(가명, 29세)

엉덩이 아래에서 지방을 너무 많이 빼 움푹 들어가 보기가 좋지 않았다. 파인 부분에 지방을 이식해 라인이 한결 매끄러워졌다.

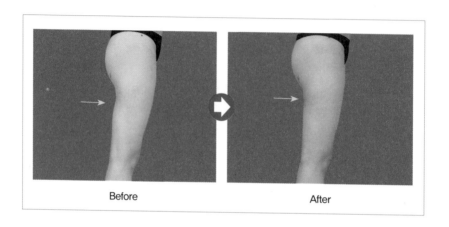

Before

After

3. 박연수(가명, 46세)

힙 아래 바나나폴드가 생긴데다 양쪽의 모양이 달라 더 보기가 좋지 않았다.
주름이 더 깊었던 왼쪽에 지방을 더 많이 이식해 양쪽 균형을 맞추어 자연스
러운 라인을 만들었다.

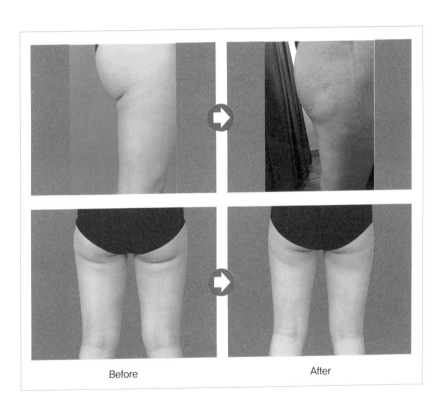

Before   After

4. 신수미(가명, 30세)

승마살이 두드러졌었는데, 재수술로 불룩했던 승마살을 정리하고 허벅지 안쪽 라인도 매끈하게 다듬었다.

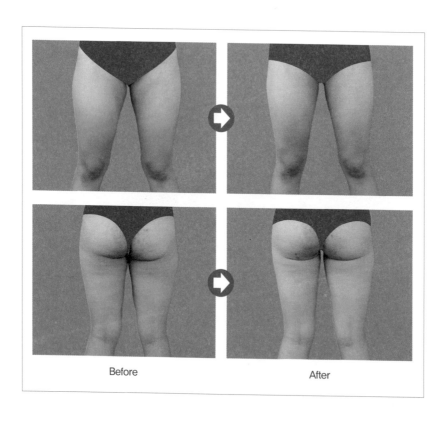

Before   After

5. 윤성숙(가명, 40세)

좌우 비대칭인 엉덩이 밑 주름선을 좌측 힙라인 부분을 흡입하여 좌우 균형을 맞췄다.

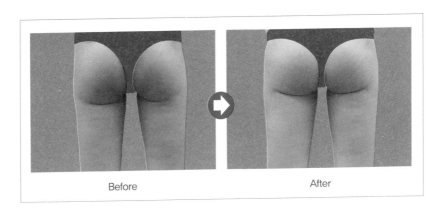

Before　　　　　　　　After

6. 송인주(가명, 39세)

우측 엉덩이 밑 바나나폴드(엉덩이 밑 이중주름)의 지방을 흡입하여 이중 주름을 개선하였다.

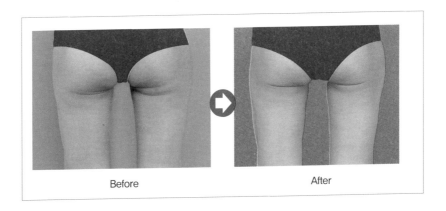

Before　　　　　　　　After

7. 김세아(가명, 32세)

좌우 엉덩이 밑 주름의 불균형을 교정하였다.

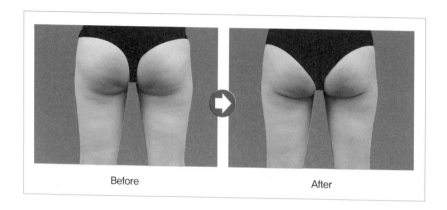

Before

After

8. 황보희선(가명, 31세)

엉덩이의 하부 외측인 힙라인을 흡입하여 힙의 둔탁한 느낌이 개선되고, 다리가 길어 보이는 효과를 얻었다.

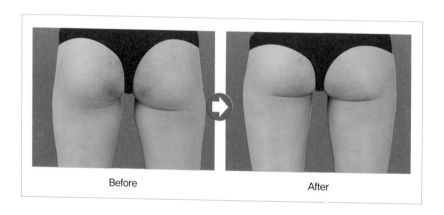

Before

After

팔

1. 유지은(가명, 35세)

삼두근을 중심으로 지방흡입을 해 팔 사이즈와 라인을 개선했다. 팔과 뒷블록, 겨드랑이 밑에서 지방을 빼 상체의 볼륨감이 많이 개선되었다.

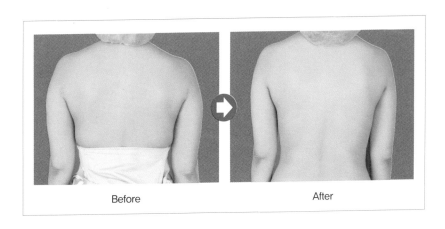

Before → After

2. 박희선(가명, 35세)

팔 옆 라인이 가장 고민이었다. 팔에 섬유질이 많아 재수술이 쉽지는 않았지만 사이즈와 라인이 아주 만족스럽게 개선되었다.

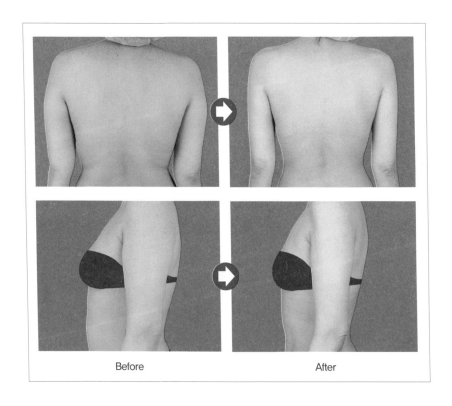

Before   After

3. 김인숙(가명, 46세)

1년 사이에 12kg이 증가해 팔뿐만 아니라 전체적으로 볼륨감이 컸다. 팔뿐만 아니라 앞뒤 볼록, 겨드랑이와 브래지어 라인에서 지방을 제거하여 사이즈도 많이 줄이고, 라인도 개선했다.

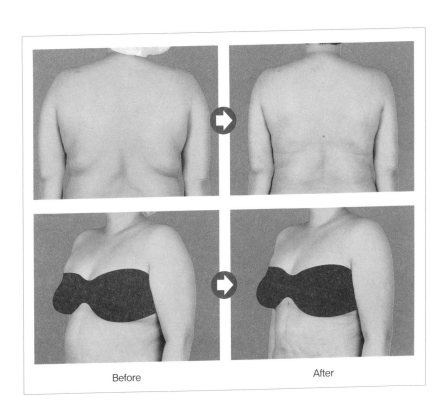

Before   After

4. 김수린(가명, 50세)

재수술로 팔 사이즈와 라인 모두 개선되었다. 특히 앞 볼록이 많이 두드러졌었는데, 앞볼록 부분의 볼륨감이 많이 개선되었다.

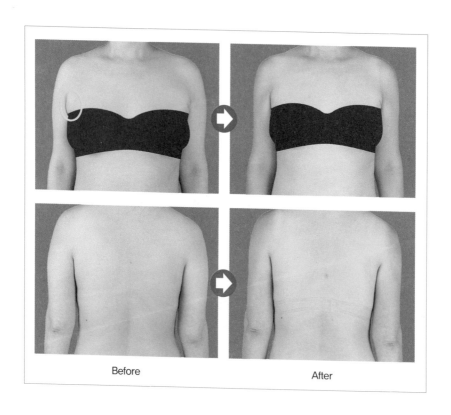

Before   After

5. 김수나(가명, 65세)

65세의 나이에도 재수술 결과가 비교적 좋았던 경우다. 재수술로 팔 사이즈도 많이 줄고, 팔 바깥쪽 라인이 슬림하게 정리됐다. 브래지어 라인도 정리되어 전체적으로 상체가 작아 보인다.

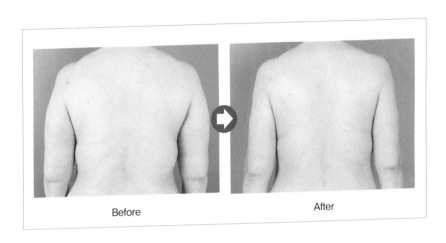

Before   After

6. 이여홍(가명, 24세)

팔과 브래지어 라인을 수술해 브래지어 라인에 잡혀 있던 주름을 개선했다.
팔과 함께 등까지 지방흡입을 해 볼륨감을 줄이고 등이 한결 매끄러워졌다.

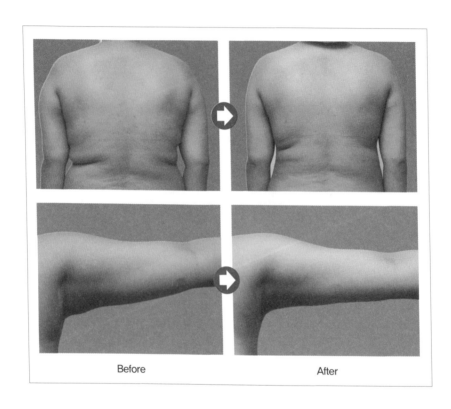

Before   After

'삼수술하지 않기 위한'

지방흡입
재수술의 모든 것

초판 1쇄 인쇄일 | 2017년 11월 25일   초판 1쇄 발행일 | 2017년 11월 30일

지은이 | 부산365mc병원 대표병원장 박윤찬
펴낸이 | 강창용
책임편집 | 노은정
일러스트 | 임수민
디자인 | 김동광
책임영업 | 최대현

펴낸곳 | 느낌이있는책
출판등록 | 1998년 5월 16일 제10-1588
주 소 | 경기도 고양시 일산동구 중앙로 1233 현대타운빌 1202호
전 화 | (代)031-932-7474
팩 스 | 031-932-5962
홈페이지 | http://feelbooks.co.kr
이메일 | feelbooks@naver.com

ISBN   979-11-6195-054-9   03510

이 도서의 국립중앙도서관 출판시도서목록(CIP)은 e-CIP홈페이지
(http://www.nl.go.kr/ecip)와 국가자료공동목록시스템(http://www.nl.go.
kr/kolisnet)에서 이용하실 수 있습니다.(CIP제어번호: CIP2017030747)